汉竹编著·健康爱家系列

赶走
虚寒湿热瘀

武建设 主编

饮食

中药

拔罐

艾灸

刮痧

按摩

U0333916

江苏凤凰科学技术出版社
全国百佳图书出版单位
·南京·

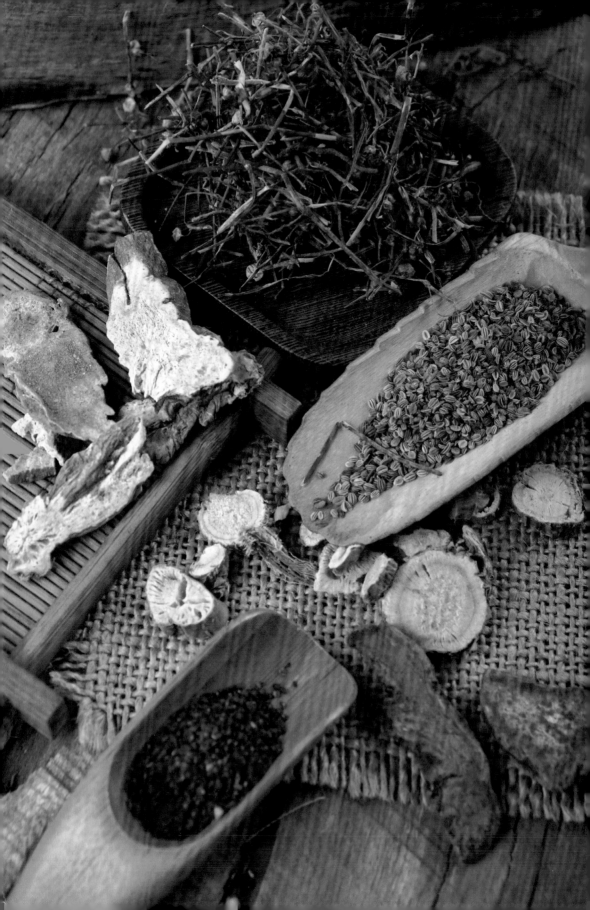

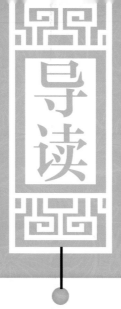

导读

你是否经常手脚冰凉，爱出虚汗？

你是否反复上火，总是觉得莫名烦躁？

你是否身上总是青一块，紫一块，又不知道什么原因造成的？

……

其实，这些都和体内虚、寒、湿、热、瘀有关。虚分为阳虚、阴虚、气虚、血虚；寒常与虚相伴；湿常常和其他病邪相"勾结"，形成混合体质；实热和阳气过盛有关，易和湿相结合；瘀大多数和气滞挂钩，两者相互影响。

现代人的饮食、生活越来越没有规律，情绪波动起伏大，使身体经常处于亚健康状态，长此以往，容易引发各种疾病。所以"养生""调体质"成了现代人越来越关心的话题。

调养体质需要从多方面入手，中药、食疗和四大居家保健疗法——按摩、刮痧、拔罐、艾灸，多管齐下，综合改善体质，远离由虚、寒、湿、热、瘀产生的各种疾病，让身体恢复健康状态。调好体质，养好五脏，让您摆脱亚健康状态，远离病痛。

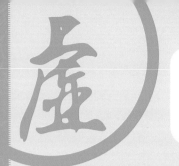

"虚"就是缺少、虚弱的意思，人体正气虚弱、能量不足就会产生各种虚弱证候。其中，阳虚、阴虚、气虚、血虚较为常见。

三种方法诊断阳虚

手诊 1

手发凉，掌形、大小鱼际不饱满、弹性差；手指形态偏细长；手掌颜色偏白或晦暗，光泽度差。

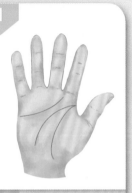

舌诊 2

舌体胖大、水分多，舌边有齿痕；舌体的颜色较淡或青暗，舌苔白。

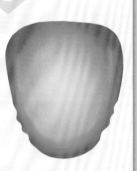

面诊 3

面色萎黄无华或苍白；口唇色淡；头发黄软稀疏、分叉、脱落。

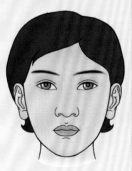

三种方法诊断阴虚

手诊 1

掌心发热、发烫，颜色微红；手掌、手指形态细长，欠饱满；手掌及手背皮肤干燥、易裂。

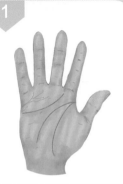

舌诊 2

舌体多瘦小，舌中央容易有裂纹；舌红少津、少苔或无苔；易发生舌体溃疡。

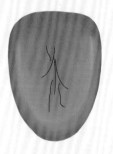

面诊 3

脸形偏瘦，肤质较干，油脂分泌较少；面色微红，两颧处出现淡红色或红血丝；两眉之间及颧部分布稀疏的痤疮；口唇易脱皮、干裂。

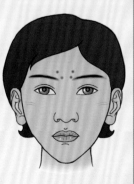

三种方法诊断气虚

手诊
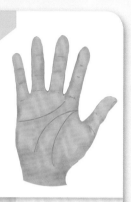

手指、手掌肌肉不饱满、弹性差，大鱼际更明显；拇指形态不畅直，拇指根部变细。

舌诊
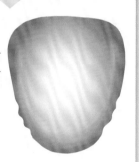

舌体胖大，舌边有齿痕；舌色浅淡；舌苔薄白。

面诊
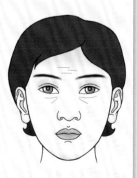

面色苍白而欠光泽，口唇色淡，常面露倦容，肌肤松弛；中年之后眉眼之间或略显凹陷，或早生皱纹。

三种方法诊断血虚

手诊
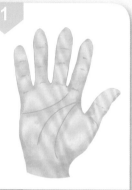

手掌颜色发黄或苍白，不红润；指甲颜色苍白，缺乏血色。

舌诊
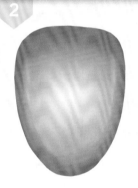

舌质淡白或淡嫩，苔少津，类透明状。

面诊
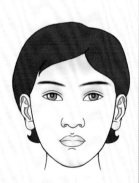

面色苍白、憔悴，且没有光泽；嘴唇、牙龈或眼睑呈淡白色；整个人显得很虚弱，没有精神。

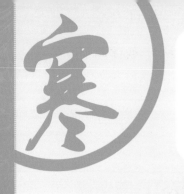

寒

中医认为，寒为阴邪，易伤人阳气，人体阳气虚弱，体内生理机能受到抑制，就会产生一派寒象，临床表现具有寒冷、凝滞、收引、清澈等特点。体寒一般由外感寒邪侵袭，或过食生冷寒凉食物所致。

三种方法诊断体寒

1

手诊

　　手掌偏薄，掌心发凉，掌形、大小鱼际不饱满、弹性差；手指形态偏细长；手掌颜色偏白或晦暗，光泽度差。

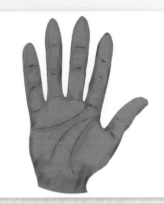

2

舌诊

　　舌体胖大、水分多，而且舌边还有齿痕，舌体的颜色较淡或青暗。

3

面诊

　　面色萎黄无华或晦暗，易出现黑眼圈，口唇发暗。

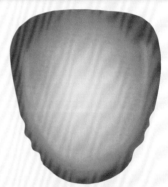

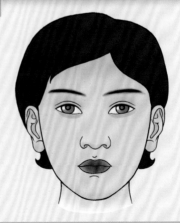

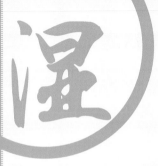

"湿"是指外界湿邪侵袭，或体内水液运化失常而形成的一种病理性物质。湿的性质偏阴，具有湿性、黏滞、重浊、趋下的特性，常见的有痰湿证、寒湿证、湿热证。体内湿邪主要有内湿和外湿两种。

三种方法诊断你的湿气重不重

1

手诊

手背、手掌皮肤油脂分泌旺盛；掌形多厚实，大鱼际多饱满；手掌颜色发暗；手形无明显特点。

2

舌诊

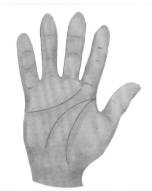

舌体胖大，舌苔厚腻或苔薄而润，舌边有明显的齿痕。痰湿越重，舌苔就越厚，舌头越胖。舌苔黄腻，舌质红，说明体内环境偏热；舌质淡，舌苔白腻，说明体内环境偏寒。

3

面诊

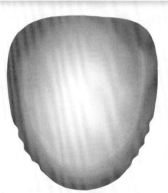

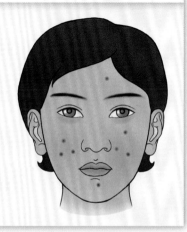

面部颜色略黄，经常显得胖润，眼泡微浮，易过早出现凸显的下眼袋；面部油脂分泌多，额头及鼻子处更为明显；脸上还易生痤疮，这种痤疮的特点是色暗，以下颏及两腮下部居多，多为结节囊肿型痤疮，缠绵难愈，愈后一般留有瘢痕。

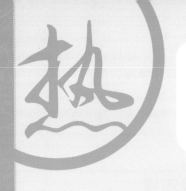

热是机体功能亢进之象，多指阴虚性体质和湿热性体质。热性体质的人喜欢吃冰凉食物或喝冷饮，喜爱喝水但仍觉口干舌燥。

三种方法诊断体热

1 观二便

大便干结或总是粘在马桶上，一箱水还冲不净，说明体内有湿热。这种体质的人大便很臭，虽然溏软不成形，却有排便困难、不顺畅、排不净的感觉。小便黄赤、气味大。

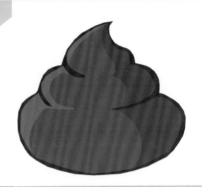

2 舌诊

舌质红或舌尖芒刺，苔黄腻或苔黄而干燥。

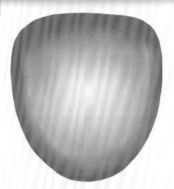

3 面诊

头发油腻，头皮屑很多；皮肤特别油腻，面有污垢不清爽，毛孔粗大；眼睛分泌物很多。脸上易生顽固的粉刺、痤疮，痤疮的部位多在面颊外侧或额头、下颏部位，更有甚者会出现鼻部红赤，或酒渣鼻。另外，还有口干、口苦、口臭等症状。

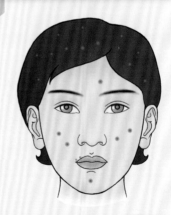

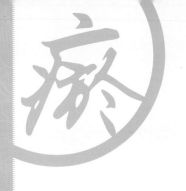

血瘀体质是指当人体脏腑失调时，出现体内血液运行不畅或内出血不能消散而成瘀血内阻的体质。多半是因为情绪不畅，或者年老体虚、久病未愈所致。

三种方法诊断血瘀

1

手诊

手掌颜色发紫；手指甲增厚变硬，或指甲面高低不平，有条状或点状白色花纹。

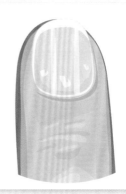

2

舌诊

舌体胖大；舌质暗，有瘀斑、瘀点；舌下静脉曲张。

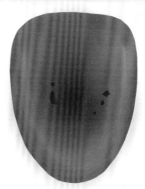

3

面诊

面色晦暗，皮肤偏暗或色素沉着，有瘀斑；口唇暗淡或眼眶紫，鼻梁暗黑，易脱发，全身肌肤发干、脱屑。

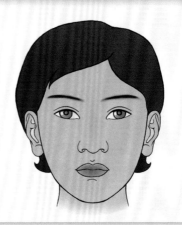

目录

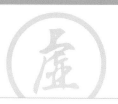

第**1**章

阳虚的人，手脚冰凉懒洋洋

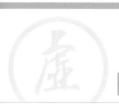

第2章
阴虚的人，干燥少津有虚火

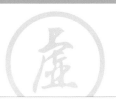

第**3**章

气虚的人，疲倦乏力没精神

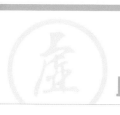

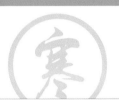

第**5**章
体寒的人，总是畏寒怕冷

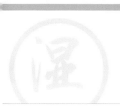

第**6**章
湿气重的人，身体肥胖易水肿

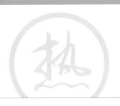

第 **7** 章
体热的人，烦躁上火易便秘

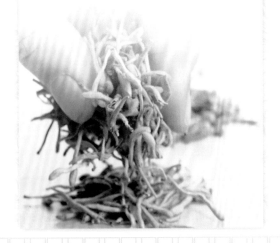

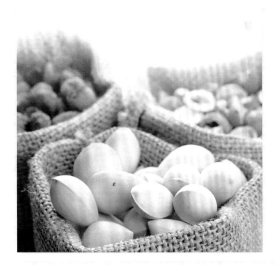

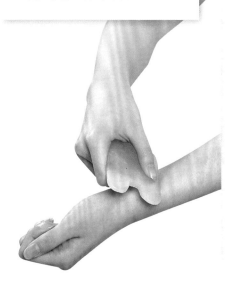

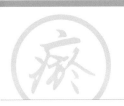

第**8**章
血瘀的人，气血瘀阻爱长斑

第**9**章

常见混合体质，综合调理有良方

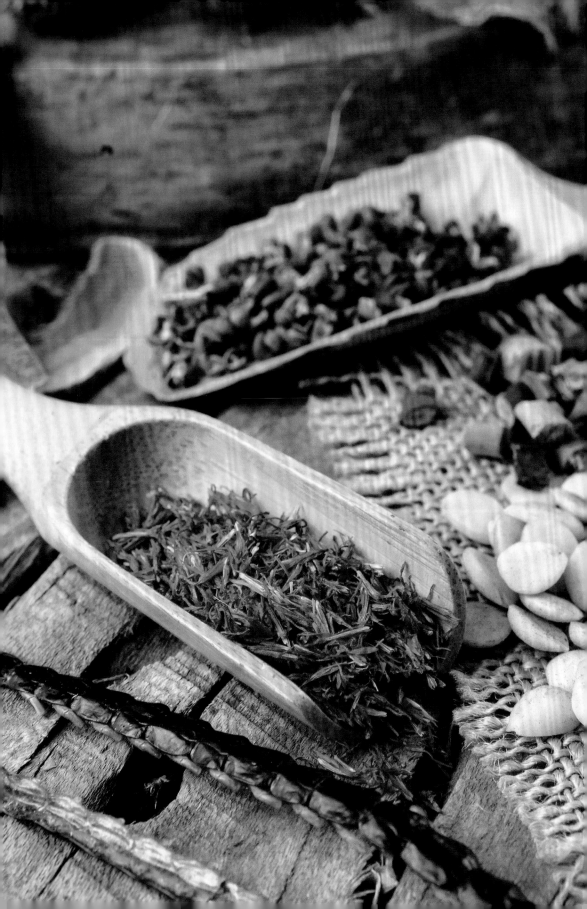

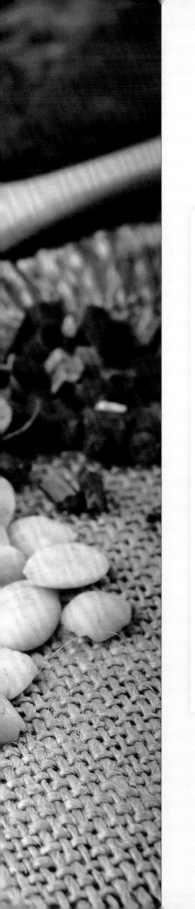

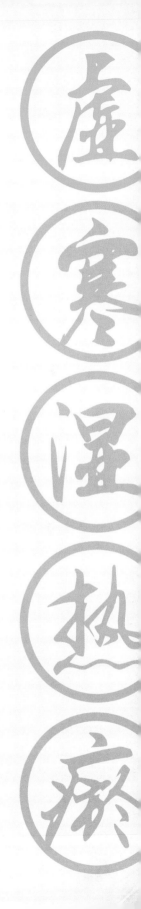

第1章

阳虚的人，手脚冰凉懒洋洋

有些人，尤其是女孩，常年手脚冰凉、暖不热，特别怕风怕冷，甚至夏天也不敢吹风扇或空调，不敢喝冷饮，爱穿长衣长裤，这就是由于体内阳气不足导致的阳虚体质。

阳虚体质是指当人体脏腑功能失调时易出现体内阳气不足、阳虚生里寒的表现。多因先天禀赋不足，加之寒邪外侵或过食寒凉之品、忧思过极、房事不节、久病之后而发病。调理时应以益气、温阳、散寒为治疗原则，还应针对脏腑辨证，分别温补心、肝、脾、肺、肾之阳气。

我是阳虚吗

阳气有温暖肢体、脏腑的作用，阳虚则机体功能减退，容易出现虚寒的症状。阳虚体质者是由于体内阳气不足，不能充分发挥其温煦、激发、推动的作用，而使身体出现虚寒现象，是脏腑功能低下的一种表现。

典型医案分析

女，27岁，一直以来都有怕冷、怕凉的症状，常年手脚冰凉，喜温热饮食，吃点儿凉的就会腹痛、便溏；喜静少动，面色苍白，舌淡胖而有齿痕。

这是典型的阳虚症状，对应到五脏，可判断为脾阳虚。脾为后天之本，因为人体能量是不断被消耗的，需要不断补充，先天不足者也要通过脾从食物中补充。脾阳虚衰，无力将食物生成的水谷精微运化至全身，阴寒就会内生，人就会手脚冰凉、常年怕冷。

快速判断我是哪种阳虚

体内阳气不足，机能减退或衰弱，就会影响到脏器。器官心、肝、脾、肺、肾如果出现阳虚，会有不同的症状表现。

5种

阳虚类型

的治疗方法当以温阳散寒，温脾肾之阳为主。

心阳虚

心悸心慌，心胸憋闷、疼痛，形寒肢冷，失眠多梦，心神不宁，舌淡胖或紫暗，苔白滑，脉弱或结代。

肝阳虚

头晕目眩、两胁不舒，女子乳房胀痛、少腹冷痛、月经不调或崩漏，男子阳痿、懈怠疲劳、忧郁胆怯、情绪抑郁、口唇发青、脉沉迟无力。

老中医为你开药方

温中健脾，佐以散寒

　　脾阳虚者应以温中健脾，佐以散寒为治疗原则，彻底激发脾胃的功能。可选一些健脾散寒的药材，代表方剂有理中汤。

理中汤

　　人参、白术、干姜、甘草各15克。用 1.6 升水，煮取 600 毫升，去滓，温服 200 毫升，日 3 服。

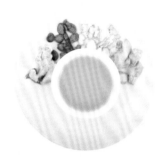

注意事项：饮用此方剂时，忌食生冷食物。

脾阳虚

　　食少、大便溏薄、肠鸣、腹中冷痛，因外感寒、湿之邪或进寒凉饮食加剧，舌淡胖或有齿痕，苔白滑。

肺阳虚

　　咳嗽气短、呼吸无力、声低懒言，咯吐涎沫、质清稀量多、痰如白沫。易感风寒，或稍作劳累即作哮喘，或作喘促，或作感冒。平素神疲乏力，短气不足以息，苔白滑润，脉迟缓或虚弱。

肾阳虚

　　腰背酸痛、形寒肢冷、下利清谷或五更泄泻，多尿、遗精、阳痿，舌淡苔白，脉沉迟，细弱无力。

哪些坏习惯容易造成阳虚

阳虚体质或由先天禀赋所致，或由于长期的生活习惯不当造成阳气持续损耗，如长期服药、贪凉、纵欲、熬夜等。

衣着不保暖，加重阳虚身体寒

有些女孩爱漂亮，夏天还不到，就早早地穿上了短裙、低腰裤、露脐装，更有甚者，冬天也会穿露脚踝的裤子，这种行为长此以往就会导致阳气受损，容易得关节炎、痛经等疾病。

不止女孩，男孩为了帅，有时候也会穿得很少，如果长期不注意保暖可能会得阳痿等疾病。"要风度不要温度"是对身体无益的，所以一定要注意日常保暖，以免损伤身体阳气，形成阳虚体质。

熬夜会消耗人体阳气

有人觉得，晚上不睡觉，白天补过来就可以了，其实不是这样的。细心的人会发现，常熬夜的人总是面容憔悴、精神疲惫，这就是因为熬夜损伤了阳气。我们正常的生命活动，比如吃饭、学习、读书、看电视、思考等都需要靠阳气支持，晚上阴盛阳衰，本应该是阳气潜藏，得到休息和恢复的时间，熬夜者却人为地进行阻碍，强制性地调动全身的阳气以供身体器官运作，这样阳气就会消耗得快，很容易阳气不足，导致身体抵抗力下降，从而感染疾病。

所以，该睡觉的时候就睡觉，遵循人体自然运转规律，才能保持健康状态。

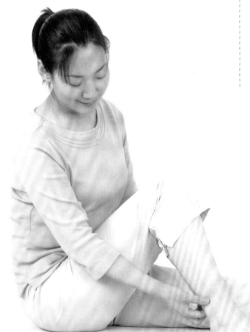

脚踝穴位多，要注意保暖。

贪食寒凉，易伤脾胃

夏天天气炎热，人们喜欢喝冷饮，吃冰镇西瓜，这样虽然可以直接降低温度，让人感觉凉快一点儿，但这种凉不是身体的自然调节，而是强制性地为身体降温，这恰恰伤害了身体。

冰属性阴寒，阴盛则伤阳。夏季本是阳气升发的季节，在正常情况下，人体发热，阳气也会顺应万物趋势呈升发状态。但若连续饮用冷饮，这些冷饮发出的寒气就会把体内的阳气给压制住，这就是大部分人喝冷饮时，会感觉自己被"激"住了的原因。阳气不足，血液循环缺少动力，血管收缩性下降，就容易引发腹痛腹泻，甚则出现心肌梗死等疾病。

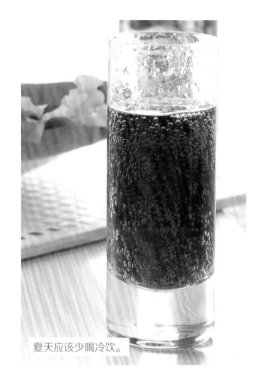
夏天应该少喝冷饮。

纵欲过度，你的身体会越来越虚

纵欲过度、性生活不节制，会导致肾精亏虚，阳气不足，所以阳虚体质的人要注意控制欲望。

行房时，人的周身血管充血扩张，汗腺、毛孔均处于开放排汗状态，比平常更容易出汗，也更消耗阳气。若在空调打开过冷时行房，皮肤的血管会因受到冷风的刺激而骤然收缩，使大量血液流回心脏，加重心脏的负担。另外，空调的冷气还会造成汗腺排泄孔突然关闭，不利于排汗，容易感冒。

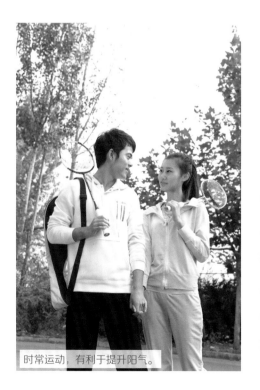
时常运动，有利于提升阳气。

阳虚食疗方，温肾壮阳

　　轻度阳虚者可以通过调整日常饮食来调理体质。食物有寒热之分，比如龙眼肉、荔枝就是热性食物，而西瓜、香蕉就是寒性食物。阳虚的人阳气不足，体内寒凉，可以多吃一些祛寒、补肾的热性食物，少吃寒性食物。

核桃板栗饮

益气补肾

食材

板栗 10 粒，
核桃仁 50 克。

做法 ①板栗剥壳，肉捣碎，上锅蒸熟。②将蒸熟的板栗肉和核桃仁一起打成泥状，加适量温开水调匀即可。

功效 核桃可补肾温阳，固精强腰，健脑益智；板栗性温，可抗衰老，补肾阳。

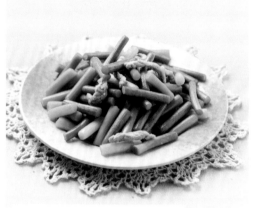

羊肉适合阳虚体质的人在冬天食用。

蒜薹炒羊肉丝

补虚养阳

食材

蒜薹 300 克，
羊肉 100 克，
生姜丝、油、料酒、盐、白糖各适量。

做法 ①羊肉洗净，切丝；蒜薹洗净，切段备用。②油锅烧热，爆香生姜丝，放入羊肉丝煸炒，加入料酒、白糖、盐翻炒至断生盛出。③锅中加油放入蒜薹煸炒片刻，倒入羊肉丝炒拌均匀即成。

功效 羊肉性温，既能御风寒，又能滋补身体，对气血两亏、病后或产后身体亏虚等虚证者皆有补益效果。

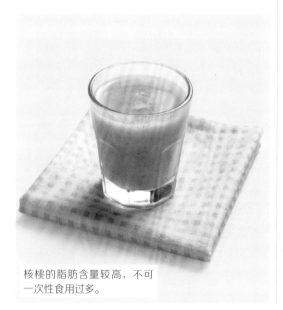

核桃的脂肪含量较高，不可一次性食用过多。

龙眼肉当归炖羊肉

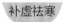

补虚祛寒

食材

羊肉 500 克，黑豆 35 克，
龙眼肉 30 克，当归 10 克，
生姜、盐各适量。

做法 ①羊肉洗净，切大块，用开水氽 3 分钟，除去血水，捞出洗净。②黑豆提前洗净，浸泡 2 小时；龙眼肉和当归洗净；生姜洗净切片。③将生姜与羊肉、龙眼肉、黑豆、当归一起放入砂锅中，加适量清水，大火煮沸后转小火煲 2 小时，加盐调味即可。

功效 龙眼、羊肉均有滋补强身，补血安神的功效；黑豆可补肾益气；当归可补血活血；生姜可祛寒。

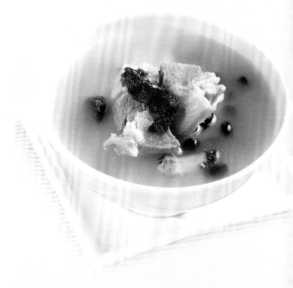

煲汤的时间长一些，羊肉软烂味道会更好。

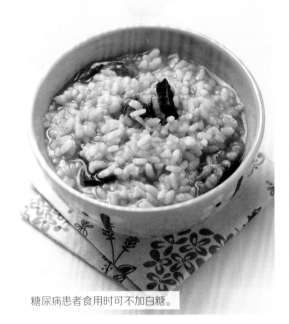

糖尿病患者食用时可不加白糖。

锁阳核桃仁粥

补肾润肠

食材

锁阳、核桃仁各 15 克，
大米 100 克，
白糖适量。

做法 ①锁阳、核桃仁分别洗净；大米淘洗干净。②将锁阳、核桃仁和大米一同放入锅内，加适量清水，大火煮沸后转小火煮 30 分钟，再加入白糖调味即可。

功效 锁阳具有补肾益精的功效，和大米、核桃同煮，不仅补肾气，还能健脾补脑，养血安神。

穴位疗法，培补阳气

　　人体阳气充足，才能温煦身体，与外界的寒气对抗，人才不会觉得冷。阳虚者需要补阳，补阳比较好的居家疗法，就是用艾条对穴位进行艾灸，可选择一些具有温补肾阳的穴位操作。补阳还可以用刮痧方法，但要用力度轻、速度慢、刮拭时间短的补法刮拭。

温肾壮阳

刺激阳池穴，让手脚不再冰凉

　　阳池穴是三焦经的原穴，三焦经联系三焦及全部的脏腑，因此激发三焦经气，可以激发脏腑之气。刺激阳池穴，对五脏六腑都有激发作用。刺激阳池穴还能改善血液循环，进而将阳气通达四肢，迅速缓解手脚冰凉的症状。阳池穴在人体的手腕背面，由第4掌骨向上推至腕关节横纹，可触及凹陷处即是。

! 小贴士

注意
督脉艾灸补阳效果更佳，需要有第二人协助。

激发阳气

按摩阳池穴

- **按摩时间:** 3~5分钟
- **按摩方法:** 按揉法
- **具体操作手法**
　　用拇指指腹顺时针按揉阳池穴3~5分钟，以产生酸、麻、胀感觉为佳。按摩此穴位有激发阳气、沟通表里的功效。也可以用艾条温和灸，效果更佳。

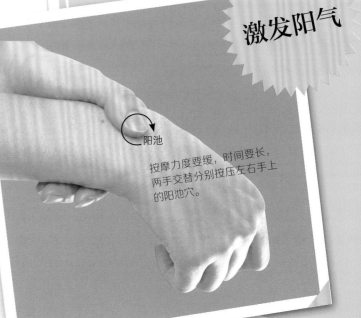

阳池

按摩力度要缓，时间要长，两手交替分别按压左右手上的阳池穴。

艾灸肾俞穴、命门穴，温煦全身

怕冷之人应常灸肾俞穴、命门穴，能温煦全身，调补肾阳。冬天利用温灸方法来补阳效果较好，因为冬天主收藏，人的阳气聚内不发散。

艾灸肾俞穴、命门穴

- **艾灸时间：** 10~15 分钟
- **艾灸方法：** 温和灸
- **具体操作手法**

用艾条温和灸肾俞穴、命门穴各 10~15 分钟，以皮肤产生温热感为宜。肾俞穴有温肾助阳、生精益髓的作用。命门穴可补肾壮阳。

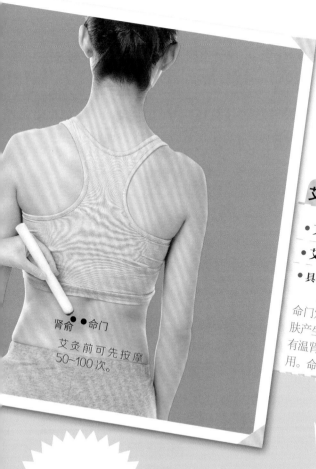

肾俞　命门

艾灸前可先按摩 50~100 次。

振奋阳气

刮痧背部，积蓄阳气

补阳时，刮痧部位一般选择背部为多，因为背部有膀胱经等阳经循行部位，但注意不要刮痧太过，否则会使毛孔张开过大，阳气容易宣泄，造成泄阳。

刮痧背部

- **刮痧时间：** 3~5 分钟
- **刮痧方法：** 面刮法
- **具体操作手法**

用面刮补法刮拭 3~5 分钟，以皮肤感到微微发热为宜。如果在刮痧时碰到有经脉气血瘀滞的地方，应分次刮拭，慢慢刮散。

刮痧前可先涂抹适量刮痧油。

经典药方，补肾温阳

阳虚体质症状表现多样，治疗应以益气、温阳、散寒为原则。因肾为一身阳气之根，脾为气血化生之源，所以尤应益脾肾之气、温脾肾之阳。结合不同脏腑的阳虚，用不同的中药对症进行调理。

金匮肾气丸，调理肾阳虚

温补肾阳

药材

地黄、山药、山茱萸（酒炙）、茯苓、牡丹皮、泽泻、桂枝、附子（制）、牛膝（去头）、车前子（盐炙）各适量，辅料为蜂蜜。

用法 为黑褐色的水蜜丸；味酸、微甘、苦。口服，1 次 20~25 粒，1 日 2 次。

主治 可用于治疗肾阳虚引起的肾虚水肿、腰膝酸软、小便不利、畏寒肢冷。

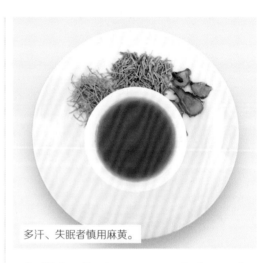

多汗、失眠者慎用麻黄。

麻黄细辛附子汤，心肾阳虚都管用

助阳解表

药材

麻黄（去节）6 克，细辛、附子（炮）各 3 克。

用法 用水 1 升，先煮附子 1 小时，再煮麻黄，去掉水面的浮沫，再放入细辛，煮取 300 毫升，去滓，分 2 次温服。

主治 用于治疗素体阳虚、外感风寒证。

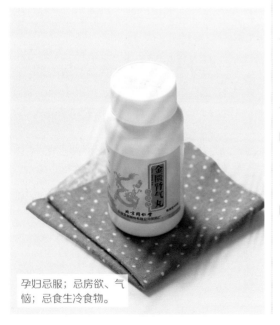

孕妇忌服；忌房欲、气恼；忌食生冷食物。

理中汤，可健脾补虚

健脾补虚

药材

人参、白术、干姜、
甘草各 15 克。

用法 用水 1 升，煮取 600 毫升，去滓，温
服 200 毫升，每日 3 服。

主治 可用于治疗脾阳虚引起的脾胃虚寒
证、自利不渴、呕吐腹痛、阳虚失血、胸痹
虚证、胸痛彻背、倦怠少气、四肢不温等。

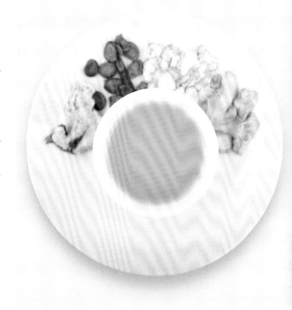

理中汤宜在饭前服用。

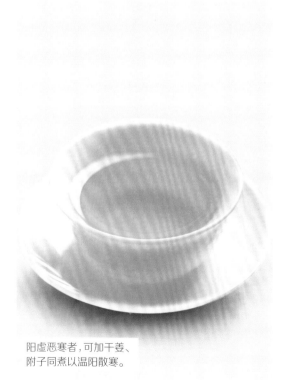

阳虚恶寒者，可加干姜、
附子同煮以温阳散寒。

桂枝甘草汤，心阳虚者可找它

补心阳

药材

桂枝（去皮）12 克，
甘草（炙）6 克。

用法 用水 500 毫升，煮取 200 毫升，去
滓，顿服。

主治 发汗过多引起的心阳虚证，心慌、
心跳时，患者喜用手按摩胸口。

注意生活起居，全身暖洋洋

阳虚体质者的养生以养阳为主，除了在饮食上进行调理外，在生活起居方面也要多加注意，平时要注意保暖、多运动、少熬夜。

早起拍手可升阳

中医认为，早晨太阳初升，天地间的阳气开始升腾，此时拍手可以振奋阳气，促进阳气的升发，疏通全身的气机。

拍手方法有实心拍手法、空心拍手法和局部拍手法。实心拍手法就是掌对掌，手指对手指，均匀用力拍击，力度宜逐渐加重，时间 20~30 分钟，以能刺激到手掌穴位和反射区为宜。空心拍手法就是手掌相对，掌部弓起，手指和手掌边缘相对拍手，时间以 30~40 分钟为宜。局部拍手法就是手指对拍、掌心对拍、掌背互拍、虎口对拍，时间不限。

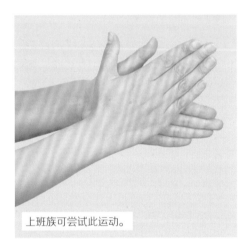

上班族可尝试此运动。

让背部多晒太阳，补一身阳气

虚寒之人，说到底就是阳虚。而晒背部有很多好处，尤其是能借太阳的能量补一身阳气。中医理论认为，人的背部属阳，膀胱经为太阳经，循行于背部。所以，晒背部不仅可以激发背部阳气，达到疏通经络、通畅气血、调和脏腑、祛寒止痛的目的，还可以通过经络循行，激发一身阳气。晒太阳时注意多晒晒头顶的百会穴，以养阳补脑，还可以补钙。

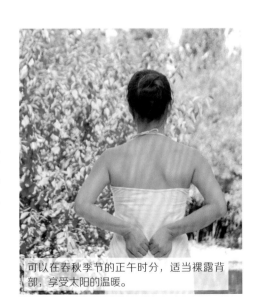

可以在春秋季节的正午时分，适当裸露背部，享受太阳的温暖。

不要熬夜，晚上 10 点左右睡觉

现代人睡觉越来越晚，凌晨 1~2 点还没入睡的大有人在。熬夜实际上是在调动阳气，使人体得不到休整，从而加重阳虚。中医认为："阳气盛则寤（醒来），阴气盛则寐（睡觉）。"夜晚进入最佳睡眠状态应该在子时，即 23:00~1:00。子时是胆经值班的时间，胆是中正官，是阳气的生发地。人体的阳气都是由胆经发送到各系统中的，以供各系统正常运转。

子时胆经当令，睡觉是对人体最好的保护，所以晚上 10 点左右上床睡觉最好，可以保证晚上 11 点进入熟睡状态。

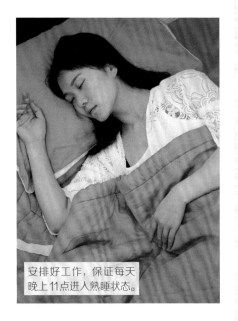

安排好工作，保证每天晚上 11 点进入熟睡状态。

严冬避寒保暖，夏天不能贪凉

夏天气血旺盛，充斥体表，再加上天气炎热，人很容易贪图一时之快，贪喝冷饮、吹空调。但阳虚的人本来就阳气虚弱，夏天阳气充斥于外，内部比较空虚，如果再吃寒凉之物，就会耗伤阳气、加重阳虚。夏天毛孔开放，寒邪容易进入体内，阳气不足者无法有效防御寒邪，若再贪凉，就容易生病。所以，夏天要少喝冷饮，少吹空调，不能贪凉。

冬季天气寒冷，人需要调动体内的阳气来抵抗外界的寒冷，所以阳虚者要注意多穿衣服，避寒保暖，还可以吃一些补阳祛寒的食物，如羊肉、生姜、龙眼肉等。冬季严寒也容易损伤肾阳，所以也应该注意补肾。

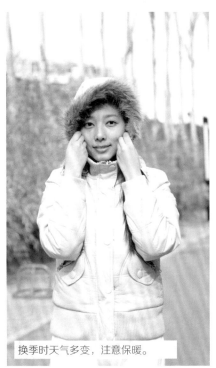

换季时天气多变，注意保暖。

阳虚型腹泻

　　阳虚型腹泻是因为身体的阳气不足，没有足够的能量运化食物。于是，食物进入胃肠后就直接排出去了，也就是人们常说的"吃什么拉什么"。这种腹泻没有剧烈的腹痛，服用抗生素止泻效果也不理想。肾阳虚的人腹泻时，早晨 5~7 点一起床就得上厕所，轻则 2~3 次，重则 5 次以上，中医叫作"五更泻"。

典型医案分析

　　男，45 岁，长时间便溏，感觉身体发冷，随着病情的加重，面色青黑，便溏次数增加，小腹时常冰凉，伴有小便清长、身体消瘦等症状。

　　这是脾肾阳虚型腹泻，患者由于长期饮食失调、不忌口导致了此种情况的发生，遇到天气变冷，小腹冰凉的情况还会加重。所以，调养身体时一定要忌食生冷、辛辣、油腻的食物。脾主运化，胃主受纳，还要注重加强脾胃功能的调理，补充阳气。

阳虚型腹泻的穴位疗法

　　阳虚型腹泻可以通过刺激穴位来治疗，选择具有暖阳、止泻的穴位进行刺激，可以起到调理作用。艾灸或按摩都是不错的选择。

3种
穴位疗法

皆以温补为主，需要每天坚持，再结合食补等治愈腹泻。

温灸神阙穴止腹泻

　　阳虚的人出现腹泻时，可以艾灸神阙穴。点燃艾条，对准神阙穴，保持适当的距离，以免烫伤皮肤。如果用完 1 根艾条后，腹泻没有明显改善，还可以再用 1 根。

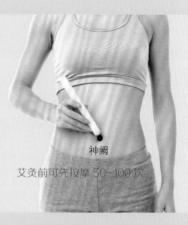

神阙

艾灸前可先按摩 50~100 次。

老中医为你开药方

健脾温阳

　　脾肾阳虚型腹泻者应以健脾温阳为治疗原则。可选择健脾温阳、涩肠止泻的药物调理，代表中成药有补脾益肠丸。

补脾益肠丸

　　由黄芪、党参、白芍、当归、白术、肉桂、延胡索、甘草等 15 味药材制成的蜜丸。1 次服用 6~9 克，1 日 3 次。

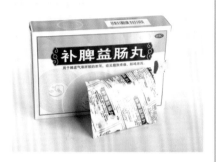

注意事项：感冒发热者慎用；过敏体质者慎用。

按摩气海穴暖小肠

　　气海穴可以调理全身之气，有培补元气、益肾固精之功。如果小肠功能不好，总是腹泻，可以经常点按或者艾灸气海穴，对于体质虚寒的人来说，效果也很不错。

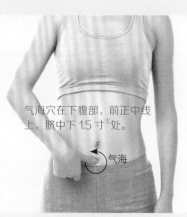

气海穴在下腹部，前正中线上，脐中下 1.5 寸①处。

气海

艾灸足三里穴

　　足三里穴属足阳明胃经，有健脾燥湿、升发胃气的作用。阳虚腹泻的人胃肠功能一般较弱，经常艾灸或按摩足三里穴能调理脾胃功能，改善腹泻症状。

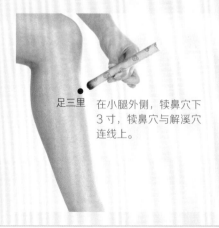

足三里　在小腿外侧，犊鼻穴下 3 寸，犊鼻穴与解溪穴连线上。

①"指寸"定位法，即依照被取穴者本人手指的长度和宽度为标准来取穴。中指同身寸：以被取穴者中指中节屈曲时内侧两端纹头之间距离为 1 寸。拇指同身寸：以被取穴者大拇指指间关节的横向宽度为 1 寸。横指同身寸：又称一夫法，将被取穴者的食指、中指、无名指、小指并拢，以中指中节横纹处为标准，四指的宽度为 3 寸。

男女生殖系统疾病

阳虚的人体寒，血液流动缓慢，很容易凝聚，中医叫"症瘕积聚"，是腹部常见的包块。女性阳虚容易出现气血不足，寒湿凝滞，从而容易导致一些妇科疾病，如痛经、月经不调、子宫疾病等。当男性肾阳不足时，会出现生殖系统疾病，有的人甚至在年轻时就有阳痿、早泄的现象。

典型医案分析

女，27岁，体检时发现子宫有多发性小肌瘤，痛经较严重，坐卧不宁，还有一次意外流产。平素怕寒畏冷，手足不温，喜热饮食，性格内向，舌质胖嫩。

这种子宫肌瘤和痛经，可能是由于之前嗜好寒凉食物、过劳或易怒而损伤身体，或者由于快速减肥、饮食不规律导致的。改善此类型的痛经时需益气补阳，增强身体免疫力。对阳虚者来说，食补是比较好的方法，可选择羊肉、牛肉、韭菜、生姜、核桃、板栗、龙眼肉、荔枝等食物。

男女生殖系统疾病的穴位疗法

由于阳虚导致的生殖系统疾病，皆可以通过补充阳气来缓解，经常刺激相关穴位，能够改善阳虚症状。

3种
穴位疗法

要长期坚持，并且要改掉不良习惯，才能加快恢复。

双手擦腰预防生殖系统疾病

每晚睡前，先将双手搓热，然后用大鱼际摩擦肾俞穴至腰部发热，能很好地补肾阳，预防生殖系统疾病。按摩肾俞穴对腰痛、肾脏病、高血压、低血压、耳鸣、精力减退等都有保健治疗效果。长时间坚持按摩、拍打刺激肾俞穴，可以增加肾脏的血流量，改善肾功能，温补肾阳。

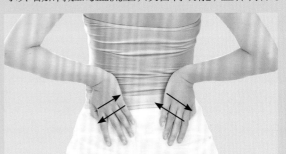

擦完后注意保暖，以免受凉。

家用养生

温补气血

阳虚痛经者应以温补气血为治疗原则。可选用补阳气的中药加入日常饮食中，代表食疗方有羊腿当归老姜汤。

羊腿当归老姜汤

羊腿 500 克，当归 10 克，料酒、姜片、盐各适量。羊腿洗净切块氽水，和剩余材料放入锅中煲 3 小时即可。

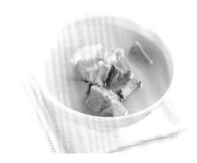

此汤有补体虚、益肾气的作用。

散寒气，艾灸关元穴

找到关元穴后，每天用艾条温和灸 10~15 分钟，能够培补元气、温经散寒，缓解女性痛经、月经不调等症，通过调节内分泌平衡，从而达到治疗生殖系统疾病的目的。

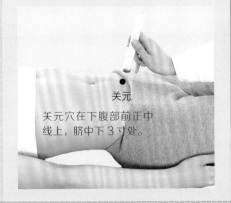

关元

关元穴在下腹部前正中线上，脐中下 3 寸处。

刮拭阳池穴，赶走手脚冰凉

阳池穴意为阳气生发之池，刮拭此穴位可以恢复三焦经的功能，将热量传遍全身。女性在经期、孕期和产褥期出现手脚冰凉时，也可以用拇指指腹按揉阳池穴。

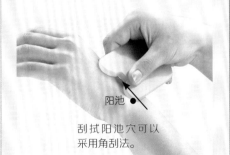

阳池

刮拭阳池穴可以采用角刮法。

（注：图片仅为示意，艾灸时不隔衣。）

心脑血管疾病

有些高血压患者面色发红、说话声音洪亮、脾气大、容易发怒；有些患者血压也高，但有气无力，脸色晦暗、发青、发灰。为什么会这样呢？就是因为他们的体质不同，体内环境偏热或阴虚阳亢的人是前一种表现，而阳虚患者则是后一种表现。

典型医案分析

男，71岁，有冠心病史，心悸、心绞痛经常发作，起夜3~4次，腰腿痛时有发作，每日大便1~2次，不成形，而且还伴有鼻流清涕，痰少色白，口干，苔白腻等症状。

这是心肾阳虚导致的心绞痛，此患者受寒后还易导致腹泻。阳气亏损，瘀血阻滞是内因，所以调理时要以活血化瘀、补肾助阳为原则。可以选择药物调理，也可以进食一些温补药膳，平日饮食要忌口，生活中要注意保暖。

心脑血管疾病的穴位疗法

由阳虚引起的高脂血症、高血压以及心脏病等疾病，最好的治疗方法就是让血活起来，让其流动畅快。可以多次、长时间地温灸强壮穴。

3种
穴位艾灸疗法
均可以调畅气血，为身体补充阳气。

每周灸1次足三里穴

足三里穴是足阳明胃经的合穴，多气多血，能增加胃肠蠕动，强壮脾胃。每周用艾条温和灸1次，每次约10分钟。

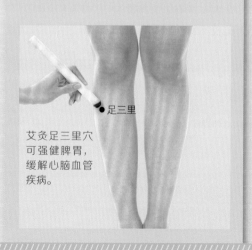

艾灸足三里穴可强健脾胃，缓解心脑血管疾病。

老中医为你开药方

温阳通脉，兼活血

心肾阳虚引发的心绞痛、冠心病应以温阳通脉，兼活血为治疗原则。代表中成药有保心片。

保心片

由三七、丹参、川芎、山楂、制何首乌、何首乌制成的药片。

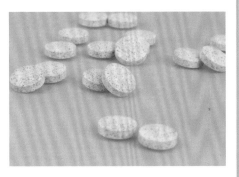

保心片有滋补肝肾、活血化瘀的作用。

艾灸百会穴降血压

百会穴与大脑密切联系，是调节大脑功能的要穴。将艾条对准百会穴，温和灸 10~15 分钟。开始时每周温灸 2 次，当血压指标正常后，每半个月灸 1 次就可以了。

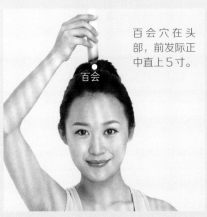

百会穴在头部，前发际正中直上 5 寸。

每天温灸涌泉穴

涌泉穴相当于足底的肾上腺反射区，每天用艾条温和灸 10~15 分钟，不仅可以补益肾精，还可以辅助治疗高血压。

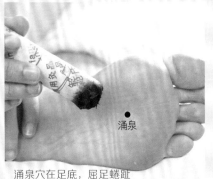

涌泉穴在足底，屈足蜷趾时足心凹陷处。

关节疼痛

阳虚的人很容易患颈椎病、腰关节痛、膝关节炎等关节疾病，而且患病年龄要比其他人提前，最初多以酸痛为主。因为关节附近多是肌腱、韧带等血管分布较少的组织，阳虚的人本来就血液供给相对不足，再加上四肢经常暴露在外，更容易散失热量，使关节疼痛不止。

典型医案分析

女，50岁，近一两年膝关节常疼痛、弹响、僵硬，上下楼梯时疼痛会加重，劳累、受凉后膝关节僵硬会加重，还伴有腰酸、怕冷、畏寒的症状。

这是肾阳虚型膝关节炎，多见于中老年患者，与过度劳累、肾阳不足有关。中医理论认为"肝主筋，肾主骨""膝为筋之府"，所以膝关节炎和肝肾有关。除了要补肾外，患有膝关节炎者还需减少使膝关节负重屈曲的活动，注意防寒湿，多保暖。

关节疼痛的穴位疗法

颈肩、腰腿、膝关节疼痛的人，刮痧治疗效果较好，可主要刮拭疼痛部位循行的阳经。找到经脉循行线上疼痛明显的部位，进行重点刮拭。

3种

穴位疗法

对症缓解不同部位的疼痛，适合居家施用。

疼痛兼风湿时，要配合拔罐

湿气盛者，关节疼痛多伴有体重困倦，用坐罐法拔肾俞穴、脾俞穴；风邪盛者关节疼痛常走窜不定，宜用闪罐法祛风散寒，多拔肩井穴、大椎穴；寒邪盛者关节疼痛明显，极怕冷喜暖，宜用拔火罐治疗，驱散寒邪，多拔大杼穴、肾俞穴。

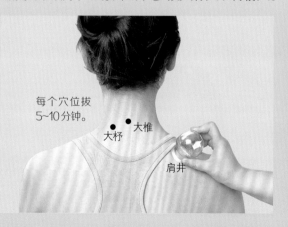

每个穴位拔5~10分钟。
大椎
大杼
肩井

（注：由于图片角度的原因，文中部分图片中未完整标注出所提到的所有穴位。）

老中医为你开药方

温补肾阳

肾阳虚型膝关节炎患者应以温补肾阳为治疗原则，可选用附子、肉桂、淫羊藿等中药。代表方剂有右归饮。

右归饮

熟地、山药 (炒)、枸杞子、杜仲 (姜制) 各 6 克，甘草 (炙)、肉桂、制附子、山茱萸各 3 克。水煎服。

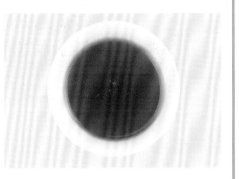

主治肾阳不足引起的气怯神疲，腰膝发痛，恶寒肢冷，以及产妇虚火不归元而发热者。

颈部疼痛刮肩颈部

先从上向下刮拭督脉风府穴到大椎穴，再用单角刮法从风池穴刮至肩井穴，最后用面刮法从上向下刮拭天柱穴至风门穴。

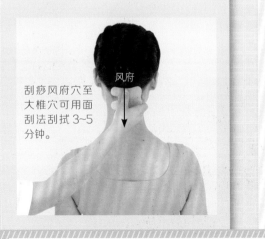

风府

刮痧风府穴至大椎穴可用面刮法刮拭 3~5 分钟。

刮拭下肢缓解膝关节痛

从上向下刮拭膝部梁丘穴、膝阳关穴和阳陵泉穴，这几个穴位可以活血通络，常常用于辅助治疗膝关节痛。

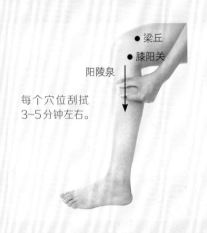

● 梁丘
● 膝阳关
阳陵泉

每个穴位刮拭 3~5 分钟左右。

（注：因图片角度问题，有些穴位未在图中标注出来。）

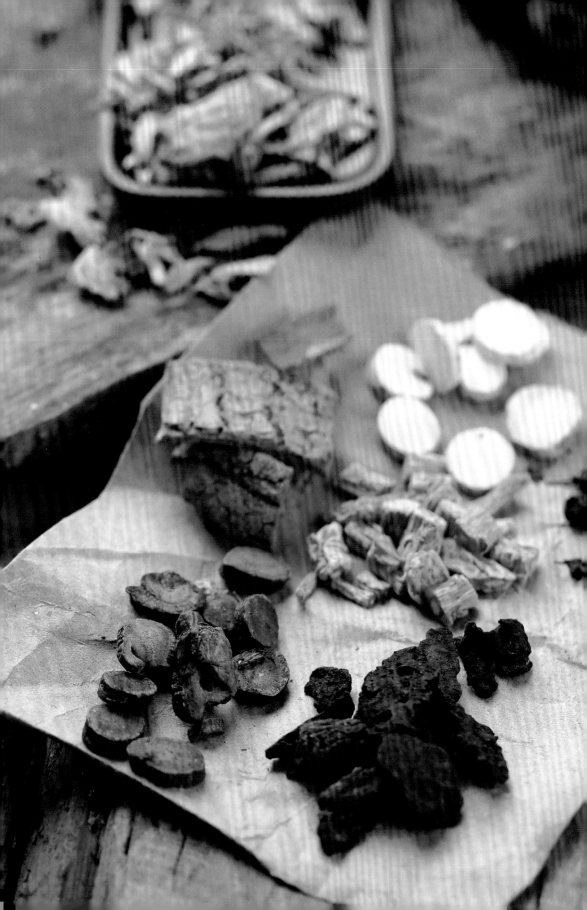

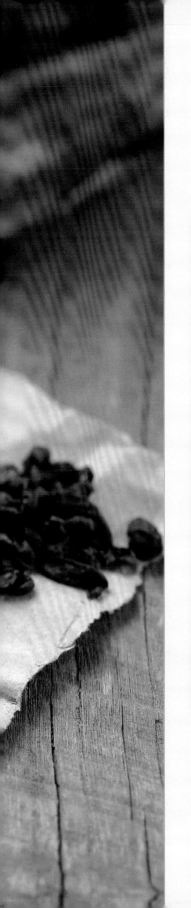

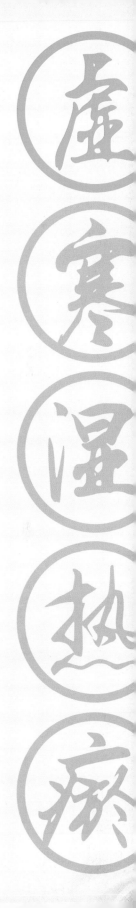

第2章

阴虚的人，
干燥少津有虚火

　　有些人容易手心、脚心发热，口干咽燥，眼睛干涩，皮肤干燥，这就是我们所说的由于体内"阴液"少，也就是"水不足"导致的阴虚体质。

　　阴虚体质多因燥热之邪外侵、过食温燥之品、忧思过度、房事不节、久病等而导致，调理时应以滋补阴液，佐以清热为治疗原则，还应针对相关脏腑来辨证论治，分别选用滋养五脏之阴液、清五脏之虚热的方药，再根据阴阳互根理论，加少量补阳之品。

我是阴虚吗

阴虚体质者是由于体内津液、精血等阴液亏少，人体阴液不足，滋润、制约阳热的功能减退，致使阴不制阳，从而出现燥、热等阴虚内热的表现。人体内的体液不足，机体就会失去相应的濡润滋养，所以阴虚体质者会出现阴虚内热、阴虚阳亢等干燥不润的表现。

典型医案分析

女，42 岁，持续几天头晕耳鸣、两目干涩，同时伴有面部烘热、胁肋灼痛、五心烦热、潮热盗汗、口干咽燥、舌红少津、脉弦细数等症状。

这是典型的阴虚症状，对应到五脏，可判断为肝阴虚。肝开窍于目，

肝阴亏虚，不能上布以濡润头目，从而出现头晕耳鸣、两目干涩的症状；而五心烦热、口干咽燥是由阴液亏虚不足，虚热蒸腾于内，损伤气血营阴，进一步耗损津液所致；肝经循行经过胸胁，肝阴亏虚，虚火灼伤络脉而致胁肋灼痛。

快速判断我是哪种阴虚

阴虚体质者可见于多个脏器系统组织病变。脏腑互相关联，当累及到心、肝、脾、胃、肺、肾脏腑时，会有不同的症状表现。

5种
阴虚类型

症状表现多样，要根据病因病机辨证施治。

心阴虚

失眠、多梦、心悸、健忘、虚烦、盗汗、手足心热、口干咽燥、舌尖红、少苔、脉细数，或有两颊发红、心烦怔忡、头晕目眩等虚火上炎之症。

肝阴虚

头晕耳鸣、两目干涩、口苦咽干、急躁易怒、手足蠕动、失眠或多噩梦、胁肋灼痛、便秘、尿黄、耳鸣如潮、面部烘热或两颧潮红、五心烦热、潮热盗汗、舌红少苔乏津、脉弦细数。

老中医为你开药方

滋养肝阴，佐以疏肝清热

　　肝阴虚者应以滋养肝阴，佐以疏肝清热为治疗原则。可选用一些滋阴清热的药物，代表方剂有一贯煎。

一贯煎

　　北沙参、麦门冬、当归各 9 克，生地黄 18~30 克，枸杞子 9~18 克，川楝子 4.5 克。水煎服。

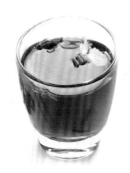

注意事项：停痰积饮而舌苔白腻、脉沉弦者，不宜服用此药。

脾胃阴虚

　　口唇干燥、胃脘不舒、隐隐灼痛、干呕呃逆、消谷善饥或不思饮食、口干咽燥、大便干结、舌红少苔、脉细数。由于饮食不节、平素嗜食辛辣或是因情志不遂、气郁化火而耗伤胃阴所表现的证候。

肾阴虚

　　头晕耳鸣、腰膝酸痛、失眠多梦、潮热盗汗、五心烦热、咽干颧红、舌红少津、脉细数，男子兼见遗精，女子兼见经少或经闭等。

肺阴虚

　　形体消瘦、全身低热、午后潮热、五心烦热、盗汗、颧红、口干咽燥、干咳痰少或痰黏不易咳出，甚则痰中带血、声音嘶哑，舌红少苔、脉细而数。

哪些坏习惯容易造成阴虚

阴虚体质形成原因有先天因素与后天因素。先天因素是父母的遗传，而后天因素则包括燥邪外侵、过食温燥之品、房事不节、作息时间不规律、情志长期不舒等。

经常熬夜，严重损耗阴气

人体就像大自然，正常情况下昼夜交替，阳升阴随。白天阳气升腾，活跃在周身器官，为各种生命活动提供动力，而阴气随着阳气的升腾来到人体脏腑组织，起着濡养和滋润的作用。到了夜间，阳气不足，需要休息使阳气得到补充和恢复。夜属于阴，经常熬夜的人白天阴气不能够提供足够的津液来供阳气活动，相对过剩的阳气就开始蒸腾人体的津液，导致体内津液消耗，从而损伤阴气，阴阳开始失衡，导致阴虚。

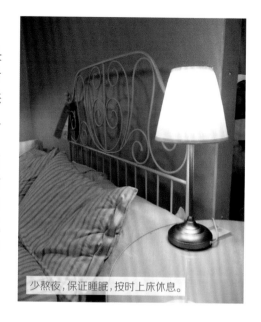

少熬夜，保证睡眠，按时上床休息。

情绪压抑，容易促生内热

现代人生活压力大，常常会有很多负面情绪，比如焦虑、失落、抑郁等，情绪长期得不到舒展，会影响肝气的疏泄，肝气不舒，气血运行不畅，就会郁结内火，从而促生内热，损耗阴津。而肝气不疏，也会影响脾胃的运行，进而影响到体内水液分布，于是体内会缺少津液，导致阴虚火旺。阴虚会使人的情绪更加暴躁易怒，这就是一个恶性循环，所以平时一定要注意调节不良情绪。

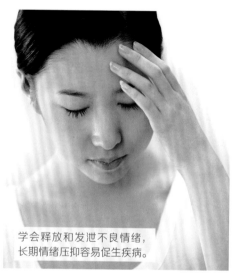

学会释放和发泄不良情绪，长期情绪压抑容易促生疾病。

长期食用辛辣食物，助生内火

如今，很多人喜欢吃一些辛辣的食物来刺激味蕾，缓解一天的工作压力。殊不知，辣椒、姜、蒜等辛辣食物会化热生火，伤及阴液，易导致阳盛阴衰，尤其是北方气候干燥的地方。重庆人无辣不欢，是因为当地气候潮湿，多吃辣椒可以消耗体内多余的阴液，维持阴阳平衡。北方气候干燥，尤其到秋季换季时，更应该吃一些滋阴润燥的食物，比如百合、梨等，否则便秘、痘痘就容易找上门。

辛辣食物对肠胃的刺激比较明显，大量的辣椒素会伤害到胃部神经末梢，使胃壁痉挛，引起胃酸和胀气，进而诱发胃及十二指肠溃疡等病。所以阴虚体质者、脾胃不好者、爱上火者都应该少吃或不吃辛辣刺激性食物。

凡是跟辣、燥有关的食物，阴虚的人都要谨慎对待。

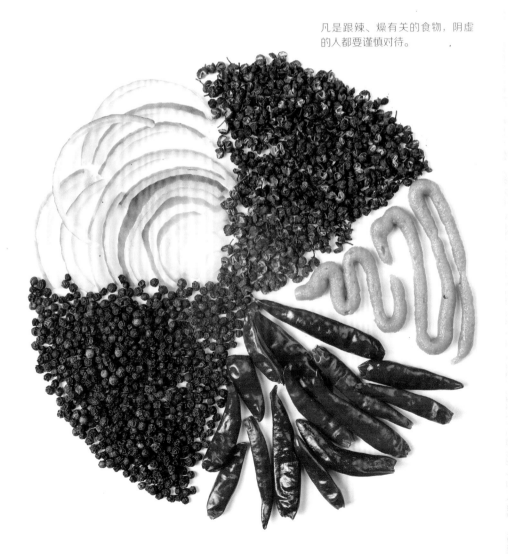

阴虚食疗方，滋养五脏

阴虚体质者饮食应以滋养阴液、清虚热为主。宜食甘凉滋润、生津养阴以及富含膳食纤维和维生素的食物，忌食辛辣刺激、煎炸爆炒和脂肪、糖类含量过高的食物。

百合银耳莲子羹

滋阴润肺

食材

干百合、干银耳各 20 克，
莲子、枸杞子各 10 克，
冰糖 30 克。

做法 ①干百合、干银耳温水浸泡 30 分钟，捞出洗净，银耳去根撕成小片；莲子、百合洗净。②将银耳、莲子放入锅中，大火煮沸转小火煮 1 小时，加入百合再煮 30 分钟，最后加入冰糖、枸杞子煮 5 分钟即可。

功效 此羹中百合、银耳和冰糖都是滋阴润肺之品，而莲子有养心安神的功效。所以此羹是清心润肺的佳品，还能缓解阴虚导致的失眠、烦躁以及肺燥咳嗽等症。

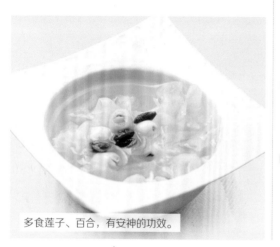
多食莲子、百合，有安神的功效。

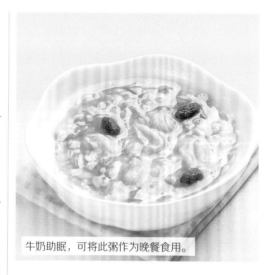
牛奶助眠，可将此粥作为晚餐食用。

枸杞子燕麦牛奶粥

滋肾阴

食材

牛奶 200 毫升，
燕麦 20 克，
枸杞子、冰糖各适量。

做法 ①枸杞子洗净浸泡 5 分钟。②将牛奶倒入奶锅中，加入燕麦片，开火煮沸，放入枸杞子和冰糖，小火煮 5 分钟即可。

功效 此粥可滋阴明目、补肝益肾，缓解肾阴亏虚导致的视物不清等症状。

红薯二米粥

养胃

食材

红薯 100 克，
小米、大米各 50 克，
大枣、冰糖各适量。

做法 ①小米、大米淘洗干净；红薯去皮，洗净，切小块备用；大枣洗净备用。②锅中加适量清水，放入大米、小米和大枣，大火煮沸后转小火，煮至米六成熟时，加入红薯块，煮至红薯软烂，最后再加冰糖调味即可。

功效 红薯、小米都是健脾胃的食材，大米有滋阴的功效，此粥能滋养脾胃，益气补虚，同时还能润肠通便。

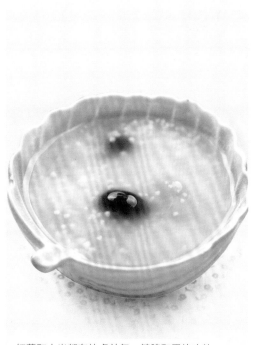

红薯和小米都有补虚益气、健脾和胃的功效。

女贞子大枣茶

补肾阴

食材

女贞子 10 克，
大枣 3 颗。

做法 ①女贞子、大枣分别洗净。②将两种食材放入水杯中，用沸水冲泡，加盖闷 5 分钟即可。

功效 女贞子有补益肾阴的作用，对于阴虚体质者，可用女贞子煲汤、煮粥、泡茶，以补肾阴、养肝血。

需要补肾但又怕上火的人可首选女贞子。

穴位疗法，滋阴清热

　　阴虚者表现出来的多是干燥、内热之象，不过实际体温并不高。调理方法可以按摩为主，先疏通经络，再辅以刮痧清热。适度刺激一些经络穴位，经络通了，可以提升身体化生津液的能力。

按摩然谷穴，专治阴虚火旺

　　然谷穴是肾经的荥穴，然谷穴属火，而肾经属水，它升清降浊、滋阴清热的作用正好可以平衡水火，专治阴虚火旺。如果你在夜里心烦，睡不着觉，同时还伴随口干，可以在睡觉前按摩然谷穴，增加唾液的分泌，缓解口干舌燥，稳定烦躁情绪，睡眠自然也就好了。

! 小贴士

注意
刮痧后不要吹冷风，防止外邪入侵。

清心除烦

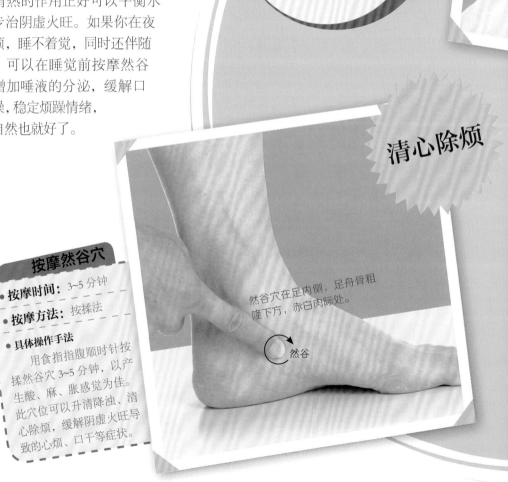

按摩然谷穴

- **按摩时间：** 3~5 分钟
- **按摩方法：** 按揉法
- **具体操作手法**
　　用食指指腹顺时针按揉然谷穴 3~5 分钟，以产生酸、麻、胀感觉为佳。此穴位可以升清降浊、清心除烦，缓解阴虚火旺导致的心烦、口干等症状。

然谷穴在足内侧，足舟骨粗隆下方，赤白肉际处。

→ 然谷

滋肝降火

刮痧太冲穴，可降肝火

太冲穴是肝经的原穴，原穴具有调控该经络总体气血的作用。人在发怒上火的时候，刮痧太冲穴可以起到疏肝理气、清泄肝火、使人心情平静的作用。

刮痧太冲穴

- **刮痧时间**：3~5分钟
- **刮痧方法**：垂直按揉法
- **具体操作手法**

  用刮痧板从上向下垂直按揉太冲穴3~5分钟，以出痧为宜。此穴位可缓解肝阴虚导致的头晕、头痛、眼干、眼涩等症状。

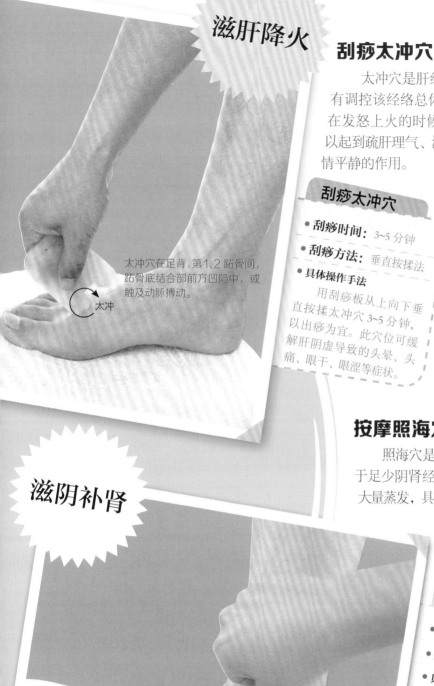

太冲穴在足背，第1、2跖骨间，跖骨底结合部前方凹陷中，或触及动脉搏动。

太冲

滋阴补肾

按摩照海穴，滋阴补肾

照海穴是八脉交会穴，归属于足少阴肾经，肾经经水在此穴大量蒸发，具有吸热生气的作用。

经常按摩此穴还有助于提高老年人的睡眠质量。

按摩照海穴

- **按摩时间**：3~5分钟
- **按摩方法**：按揉法
- **具体操作手法**

  用拇指指腹按揉照海穴3~5分钟，以产生酸胀感为宜。按摩此穴位可滋阴补肾、清利下焦、调经利尿，主治月经不调、痛经、失眠、便秘等。

照海穴在足内侧，内踝尖下方凹陷处。

照海

经典药方，养阴润燥

　　阴虚体质者要用养阴润燥的药物进行调理。可以补阴的中药有沙参、百合、麦冬、天冬、女贞子、石斛、玉竹、枸杞子、五味子等。日常生活中可以用这些中药制成药茶或药饮来食用，以改善阴虚症状。

天王补心丹，缓解心阴虚

> 滋阴清热

药材

人参、茯苓、玄参、丹参、桔梗、
远志各 15 克，
当归、五味子、麦冬、天冬、柏子仁、
酸枣仁各 30 克，生地黄 120 克。

用法 上药共研为细末，炼蜜为小丸，每次服 6~9 克，临卧，温开水送下。主治阴虚血少、神志不安证。

主治 用于治疗神经衰弱、冠心病、精神分裂症、甲亢等所致的失眠、心悸等。

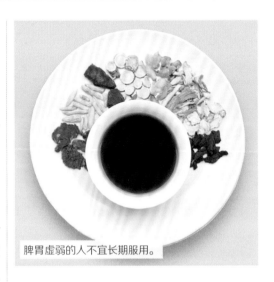

脾胃虚弱的人不宜长期服用。

百合固金汤，养阴润肺又清热

> 滋养肺肾

药材

熟地黄、生地黄、当归身、麦冬各 9 克，
白芍、桔梗、贝母各 6 克，
炙甘草、玄参各 3 克，百合 12 克。

用法 水煎服。

主治 主治肺肾阴亏、虚火上炎证。症见咳嗽气喘、咽喉燥痛、痰中带血或咯血、手足烦热等。临床常用于治疗肺结核、慢性支气管炎、支气管扩张、慢性咽炎等。

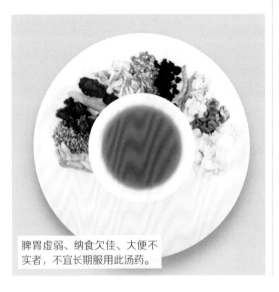

脾胃虚弱、纳食欠佳、大便不实者，不宜长期服用此汤药。

六味地黄丸，肝肾阴虚就选它

滋补肝肾

药材

熟地黄 24 克，山萸肉、山药各 12 克，
泽泻、牡丹皮、茯苓各 9 克。

用法 水煎服。现多为浓缩丸，每次 8 粒，
每日 3 次，温水冲服。

主治 肝肾阴虚、头晕耳鸣、腰膝酸软、骨
蒸潮热、盗汗遗精、消渴、手足心热、虚火
牙痛、口干咽燥等。

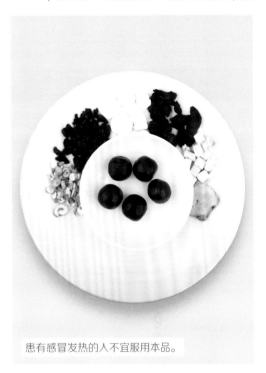

患有感冒发热的人不宜服用本品。

益胃汤，缓解脾胃阴虚

养阴和胃

药材

沙参 9 克，麦冬、细生地各 15 克，
冰糖 3 克，
玉竹（炒香）4.5 克。

用法 水煎，分 2 次服。

主治 本方为滋养胃阴的常用方。临床常
用于治疗慢性胃炎、糖尿病、小儿厌食症
等胃阴亏损导致的疾病。

食后脘胀者，加陈皮、
神曲以理气消食。

注意生活起居，不干燥不上火

生活调养，也是养阴的一种方式，阴虚者除了要注意不能用眼过度、熬夜、房事不节、过食辛辣温燥食物外，还要注意以下几个方面。

宜静养，不宜剧烈运动

阴虚者多火旺，火旺则气燥，所以阴虚之人多性情急躁，好动不好静。补阴，就是要将这种急躁、不稳定的情绪压制下去，以利于其体内阴气的培植。所以阴虚者平素适合静养，运动时也要选择散步、快步走、太极拳、瑜伽等慢运动，尽量不要选择跑步、打篮球、跳舞等剧烈运动。

阴虚者静养时要保持居住环境安静，尽量少噪音。因为长期处在噪音环境中，人容易产生烦躁易怒的情绪，或引起神经衰弱，特别容易使阴虚患者病情加重，所以家里的玻璃、壁纸、家具等可以选择一些隔音或吸音的材料，来减弱噪声。

阴虚体质者少喝咖啡

中医认为，经过中度、深度烘焙的咖啡豆，由于烘烤时间长，属性燥热，阴虚者本来就火旺，长期喝这种燥热的咖啡，更易助长体内火气，出现口舌干燥、便秘、眼睛酸涩等症状。

阴虚者容易口渴，平时可喝一些补阴润燥茶，比如白茶、决明子杞菊茶、百合麦冬饮、西洋参麦冬饮等，可以自选材料配置，也可以直接买茶包，每天泡水喝。不同的茶有不同的养生功效，具有不同阴虚症状者可选用相应的茶对症调理。比如眼睛干涩者可选用决明子茶来养肝明目；肺燥者可选用百合麦冬饮来滋阴润燥；心烦失眠者可选用酸枣仁或莲子来清心火、安神助眠。

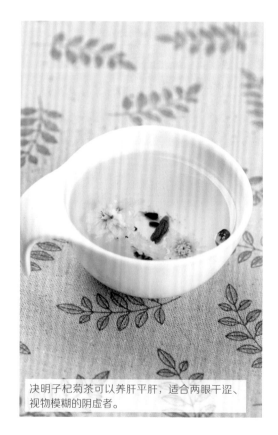

决明子杞菊茶可以养肝平肝，适合两眼干涩、视物模糊的阴虚者。

补阴不等于多喝水

口渴是阴虚者典型症状之一，所以有人以为多喝水就行。然而阴虚并非是因为喝水少引起的，所以补阴也不是多喝水就能解决的。

阴虚口渴者，喝了水后很快就会变成小便，这是因为运动少，火力弱，喝进去的水不能及时被运化利用，而补阴则可以提高人体对水的利用能力，体内津液逐渐增多，自然就会缓解口渴。所以补阴不等于多喝水，还是需要注意从生活、饮食、运动等各个方面综合来调养。

少熬夜，睡子午觉

阴虚者经常感到眼涩、口干，容易失眠、盗汗，连续熬夜势必加重阴虚内热的症状，甚至诱发疾病，所以阴虚者一定要少熬夜。如果因特殊工作性质必须熬夜的话，可以睡子午觉。晚上 11 点至凌晨 1 点睡子觉，中午 11 点到下午 1 点睡午觉，这正是人体养阴、蓄能的两个关键时间段，能使身体阴阳平衡，补充精力，缓解熬夜所带来的身体不适。

注意控制情绪，心平气和才能养阴

阴虚者性情暴躁易怒，这多因肝阴虚或肺阴虚所致。怒伤肝，忧伤肺，无论是养肝还是养肺，首先要保持心情舒畅，心平气和，切忌经常忧伤，这样才能滋养肝肺二阴。心情愉悦还可以平疏肝气，促进造血，增强身体免疫力。

阴虚者要妥善安排好工作和生活，尽量避免着急上火、焦虑不安，平时要多接触大自然，因为大自然中良好的环境可以转移注意力，舒缓心情，避免急躁伤阴。

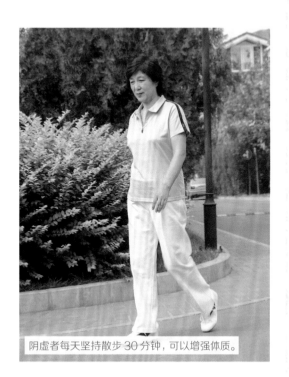

阴虚者每天坚持散步 30 分钟，可以增强体质。

阴虚易患疾病

干眼症

干眼症又称角结膜干燥症，常见症状包括眼睛干涩，容易疲倦，有痒感、异物感、痛灼热感，眼皮紧绷沉重，分泌物黏稠，怕风，畏光，对外界刺激很敏感，暂时性视力模糊等，偶尔会伴有视力轻度减退。中医认为，此病多与肝阴、肺阴、肾阴不足有关。

典型医案分析

女，23岁，眼睛最近一直感觉干涩，频繁眨眼，畏光，白眼珠隐隐泛红，伴有腰膝酸软、头晕耳鸣、夜寐多梦、舌红少苔等症状。

这是肝肾阴虚型的干眼症，可能是长期用眼不当、经常熬夜引起的。

眼睛干涩和肝不好有关，因为目为肝之窍；肾主藏精，五脏六腑之精气皆上注于目，精足则目视敏锐。肾还主水，肾阴足，水才能润目珠，所以此种情况多半是由肝肾阴虚导致。平时可喝菊花茶来清肝明目，秋季可用食疗滋补肝肾。

干眼症的穴位疗法

缓解眼干、眼涩快速有效的方法就是闭眼，让眼睛休息，同时按摩眼周以缓解疲劳。

4种

穴位疗法

缓解眼睛不适。

刮拭眼周，促进血液循环

快速缓解眼睛干涩和眼疲劳，可以选择刮拭眼周穴位，疏通眼部经络，改善眼部气血供应。

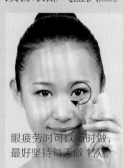

眼疲劳时可以随时做，最好坚持每天做1次。

刮拭睛明穴，缓解眼疲劳

在刮痧板角部涂少量刮痧乳，用垂直按揉法按揉睛明穴2~3分钟，可坚持每天做1次。

睛明穴在面部，目内眦内上方，眶内侧壁凹陷中。

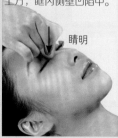

睛明

老中医为你开药方

滋养肝肾

　　肝肾阴虚型的干眼症应以滋养肝肾为主，日常饮食可选择猪肝、芝麻、桑葚等食材。中成药可选择杞菊地黄丸。

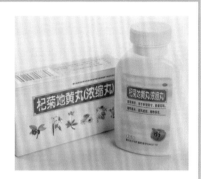

杞菊地黄丸

　　熟地黄 24 克，酒萸肉、山药各 12 克，泽泻、牡丹皮、茯苓、枸杞子各 9 克，白菊花 3 克。大蜜丸 1 次 1 丸，每日 2 次。

注意事项：感冒发热患者不宜服用。

按摩曲泉穴，缓解眼干涩

　　曲泉穴是肝经气血的会合之处，双手拇指相叠，用指腹按揉此穴 3~5 分钟，每日 1 次，可以缓解眼睛干涩。

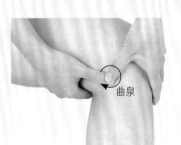

曲泉穴在膝内侧，腘横纹内侧端，半腱肌肌腱内缘凹陷中。

按摩行间穴，可以补肝血

　　眼睛干涩是肝血不足的一种表现，因此穴位治疗要从滋阴柔肝入手，选用具有清泻肝火功效的行间穴，缓解肝热上攻所致的眼疾。用食指指腹按揉，每天 3~5 分钟。

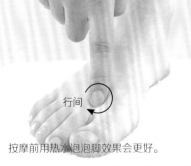

按摩前用热水泡泡脚效果会更好。

高血压

如果仔细观察高血压患者，你会发现他们多数遇事爱激动，很容易兴奋，这是典型的阴虚阳亢的表现，是肾阴和肝阴不足造成的。所以，高血压治疗不能一味地泻肝阳，而应滋阴潜阳。当血压升高时，可以同时采取食疗和穴位疗法来缓解症状。

典型医案分析

女，59 岁，经常觉得手心、脚心发热、心烦、面红、头晕、头痛、目眩、性格急躁、腰膝酸软，之前去医院体检后发现血压高，之后血压一直都降不下来。

此症状是阴虚阳亢型高血压的表现，阴虚会使体内津液不足，引起血瘀现象，进而使血液黏稠导致高血压。中医认为，高血压的形成和不良的饮食习惯有关，所以想要调理高血压，就要从改变饮食习惯做起。

高血压的穴位疗法

高血压的穴位疗法一般采取刮痧法，经常刮拭可以有效缓解高血压带来的不适症状。

5种

刮痧疗法

可辅助降血压。

刮拭曲池穴，清脑又醒神

用刮痧板平刮或点按曲池穴 3~5 分钟，经治 4 周，可降血压。

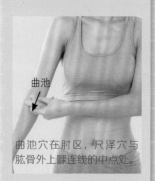

曲池穴在肘区，尺泽穴与肱骨外上髁连线的中点处。

长期坚持刮拭督脉

从上向下刮拭后颈部督脉位置，重点刮拭风府穴和大椎穴，每次刮拭 3~5 分钟。

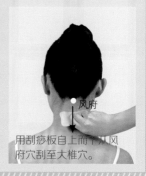

用刮痧板自上而下从风府穴刮至大椎穴。

家用养生

滋阴潜阳

　　阴虚阳亢型高血压应以滋阴潜阳为治疗原则，可选择进食芹菜、海带、口蘑、竹荪、柠檬、苹果等食物降血压。

苹果柠檬芹菜汁

　　苹果、柠檬各半个，芹菜1根。将3种食材洗净去皮切小块，一起放入搅拌机中，加适量水搅打成汁。

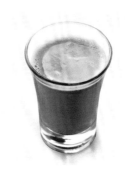

柠檬、苹果中含有丰富的钾，有利于降血压。

刮拭风池穴，能够泄风热

　　用单角刮法刮拭风池穴，能够疏泄风热。风池穴在颈后区，枕骨之下，胸锁乳突肌上端与斜方肌上端之间的凹陷中。

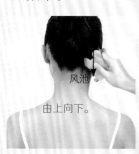

风池

由上向下。

刮拭血压点，双向调血压

　　用按压力大、速度慢的手法，刮拭颈部后方的血压点。血压点位于第6、7颈椎棘突间旁开2寸处。

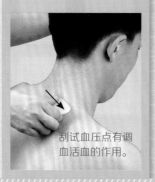

刮试血压点有调血活血的作用。

刮拭人迎穴，心率会减慢

　　用面刮法从上向下刮拭喉结两侧的人迎穴，力度一定要轻。人迎穴位于颈部，前颈喉结外侧大约2横指处。

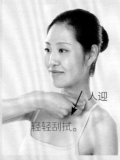

人迎

轻轻刮拭。

阴虚易患疾病
更年期综合征

每位女性更年期开始的时间是不一样的，有的早，有的晚，更年期早晚与肾阴多少有关系。女性肾阴不足，月经量就少，血属于阴的范畴，阴液亏损了，经血的来源就越来越少。所以，提前进入更年期的女性大多是阴虚体质的人。

典型医案分析

女，46岁，最近总是潮热出汗，经常感到手心、脚心发热，脸上冒汗，面颊潮红或偏红，眼睛干涩，口干咽燥，总想喝水，皮肤干燥，性情急躁，舌质偏红。

这是阴虚型更年期综合征的表现，女性随着年龄的增长，由于内分泌的变化，很容易出现气血运行不畅等情况，进而出现阴虚症状。此时应该多吃一些滋阴养阴的食物进行调理，也要注意养成良好的生活习惯。

更年期综合征的穴位疗法

更年期综合征的症状繁多，且很不稳定，要想缓解首先要养肾阴，稳定情绪。

5种
穴位疗法
操作简单，居家方便，适合患者每日进行。

按揉人中穴、承浆穴

人中穴、承浆穴分属于任督二脉，这两条经脉与生殖器官相连。用拇指指腹按揉口唇人中穴、承浆穴，每穴按揉20次左右，可畅通任督二脉，缓解更年期症状。

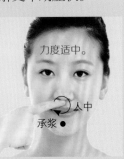

力度适中。
人中
承浆 ●

刮拭背部督脉与膀胱经

用面刮法从上向下刮拭背部督脉命门穴，膀胱经双侧的肝俞穴至肾俞穴。

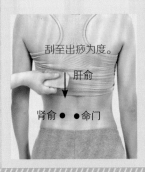

刮至出痧为度。
肝俞
肾俞 ● ● 命门

（注：图片仅为示意，刮痧时不隔衣。）

家用养生

滋阴降火

　　阴虚型更年期综合征应以滋阴降火为治疗原则，可吃鸭肉、百合、小米等。代表食疗方有海藻枸杞子小米粥。

海藻枸杞子小米粥

　　干海藻 10 克，小米 100 克，枸杞子适量。干海藻去杂洗净浸泡。将三者放入锅中煮成粥即可。

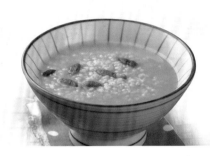

海藻是凉性食物，有助于阴虚者散热，搭配小米，又不会过于寒凉伤体。

刮拭胸腹部任脉与肾经

　　用面刮法从上向下刮拭任脉神阙穴至关元穴，然后刮拭肾经中注穴至大赫穴。

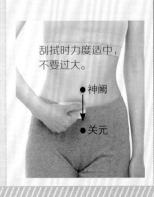

刮拭时力度适中，不要过大。

● 神阙
● 关元

刮拭下肢穴位

　　刮拭下肢足三里穴、阴陵泉穴、三阴交穴、公孙穴、太溪穴等可以调理肝脾，促进气血生化和运行。

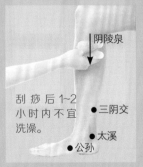

阴陵泉

刮痧后 1~2 小时内不宜洗澡。

● 三阴交
● 太溪
● 公孙

按摩足底生殖器反射区

　　用拇指指腹按揉足底的生殖器反射区 3~5 分钟，直至有微热感为宜，可以调节内分泌功能。

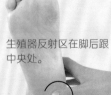

生殖器反射区在脚后跟中央处。

生殖器反射区

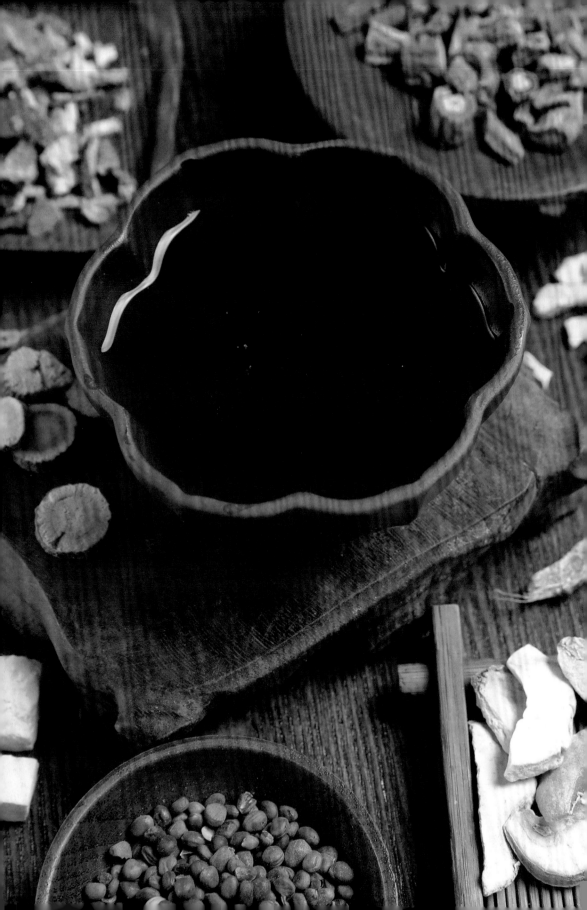

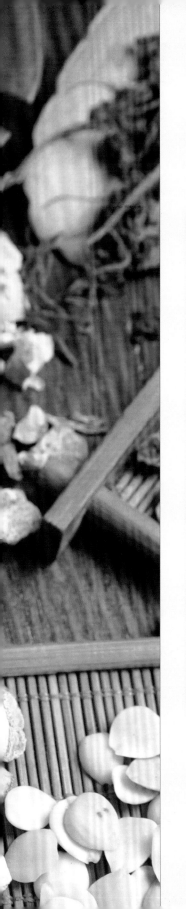

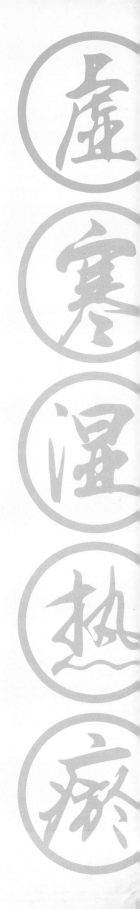

第3章

气虚的人，
疲倦乏力没精神

很多人整天懒洋洋的，没精打采，干什么都提不起精神，特别容易疲劳，这是由于体内"气不足"导致的气虚体质。

当人体脏腑功能失调、气血化生不足时，易出现气虚。调理时应以补气养气为治疗原则，针对脏腑辨证，分别选用补脏腑之气的方药。根据气血同源理论，适当加用补血药。

手机微信扫码

武博士讲气虚

我是气虚吗

气虚体质属于一身之气不足，以气息低弱、脏腑功能低下为主要特征。中医所讲的"气"，是指与人的健康息息相关，人体离不开的一种基本物质，对人体起着推动、固摄、温煦、防御和气化的作用。

典型医案分析

女，40岁，总是感觉浑身无力，喜欢躺在床上，不想说话，饭也不想吃，还有腹胀、消化不良的症状。平时也不喜欢运动，运动一会儿就气喘吁吁，感觉很累，浑身乏力，不得不回家休息，而且特别容易感冒。

这是典型的脾气不足。脾脏运化功能受外界影响，功能减弱，脾失健运，精微不布，水湿内停，导致进食减少；脾主四肢肌肉，脾气不足，肢体失养，故肢体倦怠；脾虚后防御功能下降，所以容易感冒。

快速判断我是哪种气虚

气藏于五脏，通常情况下，气虚必然与某脏器的功能失调有所关系。每种脏器的气虚所致的病症有不同的表现。

5种
气虚类型

虽然症状表现多样，但治疗总原则还是以补气益气为主。

心气虚

身体虚弱、面色苍白、呼吸短促、四肢乏力、头晕、动则汗出、语声低微，心悸、气短、多汗，劳则加重，舌淡，脉虚无力。

肝气虚

眼睛干涩、面色萎黄、皮肤干燥、呼吸短促、四肢乏力、神疲懒言、语声低微、大便溏稀、四肢发冷而麻。因肝阳气不足，肝血不足导致。

老中医为你开药方

健脾益气，佐以补肺气

脾气虚者应以健脾益气，佐以补肺气为治疗原则。可选用一些补气、补虚的药物，代表方剂有参苓白术散。

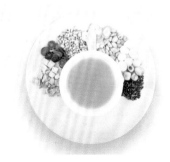

参苓白术散

人参、茯苓、白术、山药、甘草、白扁豆、莲子、薏苡仁、砂仁、桔梗各500克，研成细末，每次服6克，用枣汤调服。

注意事项：大便干结者不宜服用。

脾气虚

精神疲惫、面色萎黄、四肢倦怠、肠胃不适、消化不良、食欲减退、形体消瘦、大便溏薄、尿频、舌淡苔薄、脉弱。多因饮食失调，劳累过度，以及忧思、久病损伤脾气所致。

肾气虚

面色苍白、头晕目眩、耳聋耳鸣、腰膝酸软、神疲乏力、尿频尿多、白带清稀、舌质淡、脉弱。多因久病伤肾或素体阳虚；房事过度，耗精伤气；年老肾气亏虚等导致肾气亏虚，摄纳无权所致。

肺气虚

呼吸短浅、自汗，声音低沉，慵懒少言，易感冒、咳嗽、痰多，水肿，小便不利等。多由寒温不适、久咳伤气、悲伤不已、劳逸不当所致。

哪些坏习惯容易造成气虚

气包括先天之气和后天之气，引起气虚的原因有很多，比如久病、年老体弱、先天体质较差等。生活中的某些不良习惯也会伤到气，比如熬夜、纵欲、久卧等，因此我们要改掉不良习惯，正常作息，适度运动。

熬夜伤神，损伤心脾

熬夜会让人过度疲劳，疲劳就会损耗元气。原本该在晚上睡眠的时候补充人体白天消耗掉的元气，却又强行调动身体的元气去透支熬夜的行为，久而久之就会气虚。若是短期内的气虚，可以喝花旗参茶、黄芪枸杞子茶等补充元气。但若长此以往，不改掉熬夜这个坏习惯，气虚会越来越严重，单靠补是无法赶上消耗的，人的抵抗力就会变弱，容易患上各种疾病。

长期七情不畅，容易肝气郁结

人应该尽量保持平和的心态，因为与之相反的喜、怒、忧、思、悲、恐、惊七情太过，都会伤害人的健康，所以有"七情内伤"的说法。就怒来说，主要伤肝，肝位于人体上腹部，人大怒时，肝气就会上逆，血也随之上溢，容易伤肝。在中医上，肝的主要功能之一就是疏泄。只有肝气疏通、畅达，才能保证肝脏正常调节精神情志，促进消化吸收，维持气、血、津液正常运行。

反之，如果肝功能不正常，气就运行不畅，人的情志受阻，就会导致胸闷、抑郁；若疏泄过度，则又亢奋过度，容易暴躁、头胀头痛、失眠多梦。肝受伤而疏泄不及的人，在性格上主要表现为内向、情绪不稳定、易于发怒而不自制，平时比较胆小、不爱冒险，这也是气虚者的典型性格特征。

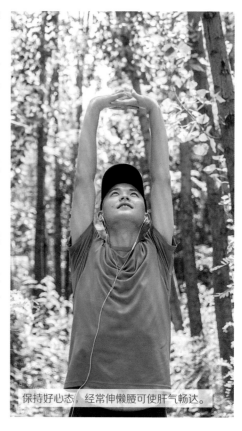

保持好心态，经常伸懒腰可使肝气畅达。

久卧不动，最易伤气

中医认为，久卧伤气。长时间躺在床上不动，气的运行就会变得缓慢，营养元素到达身体各部位的速度也就相应减慢，身体会出现气机阻滞、气机失调的病理活动，造成的后果就是伤害脾胃，消化不良。而脾胃在身体的中间，是气机的中转站，又决定着气的升降运动，所以气的运输功能就大大地降低了，生成的新气不能及时地补充到身体里，自然就容易气虚了。因此，气虚的人如果长时间卧床，不但不利于身体好转，反而有可能加重症状。

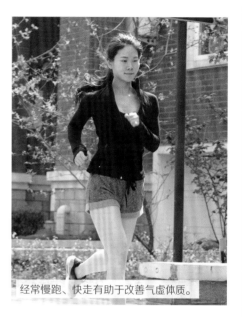

经常慢跑、快走有助于改善气虚体质。

纵欲过度，容易透支身体

很多男性有手淫的坏习惯，同时伴有腰膝酸软、精神不集中、记忆力下降、尿频等现象，这就是典型的肾气虚。

民间有一种说法：一滴精，十滴血。说明精液是男人的精华，损失精液，容易伤元气。过度纵欲对身体是有害的，所以为了自己的身体健康，要控制自己的欲望，平时多锻炼身体，早睡早起，把更多的精力放在学习、工作和生活上。

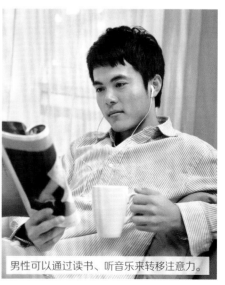

男性可以通过读书、听音乐来转移注意力。

气虚食疗方，健脾益气

气虚体质的人，要多吃一些性质偏温的补益类食物，可以补益脾气、肺气、心气等，有益于消除或改善气虚的症状。适宜吃的食物有鸡肉、牛肉、鳝鱼、鳜鱼、黄豆、白扁豆、香菇、山药、红薯、大枣、龙眼肉、板栗、樱桃、葡萄等。

黄芪山药粥

健脾益气

食材

黄芪、山药各 30 克，
薏苡仁、大米各 50 克。

做法 ①山药去皮，洗净，切小丁；薏苡仁、大米洗净，薏苡仁浸泡 2 小时。②锅中放入黄芪和适量水，煮沸后改小火熬煮 30 分钟，去渣取汁。③在黄芪汁中放入薏苡仁、大米、山药，煮至粥烂熟时即可。

功效 黄芪是补气的良方，不仅可以用于煮粥，还可以泡水喝，都有很好的补气效果，可缓解气虚导致的疲倦乏力等症状。

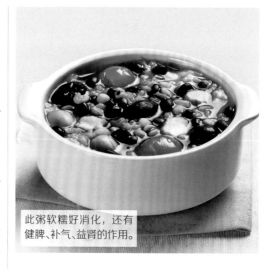

此粥软糯好消化，还有健脾、补气、益肾的作用。

八宝粥

健脾补虚

食材

大枣 3 颗，赤小豆 15 克，
山药、芡实、薏苡仁、白扁豆各 10 克，
龙眼肉 6 克，大米 50 克，莲子适量。

做法 ①山药去皮，洗净，切片；大枣、芡实、薏苡仁、白扁豆、赤小豆、大米、莲子、龙眼肉分别洗净。②将全部食材放入锅中，加适量水，大火烧开后用小火熬煮至食材熟烂即可。

功效 此粥中大枣、山药、白扁豆、龙眼肉都具有健脾补气的功效，同时薏苡仁、芡实还有祛湿的功效。

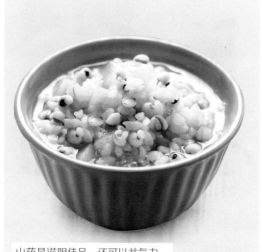

山药是滋阴佳品，还可以益气力。

人参当归茶

大补元气

食材

人参片、当归各 3 克，
冰糖适量。

做法 ①人参片、当归分别洗净。②将两者放入杯中，用沸水冲泡，放入冰糖，盖上盖子闷泡片刻即可饮用。

功效 此茶具有补气活血的功效，尤其适合气虚血亏者饮用。

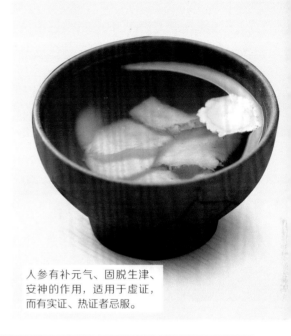

人参有补元气、固脱生津、安神的作用，适用于虚证，而有实证、热证者忌服。

莲子猪肚汤

健脾胃

食材

猪肚 1 副，大枣 6 颗，
莲子 50 克，
盐适量。

做法 ①用盐揉搓猪肚，除去黏液，冲洗干净，切条，用开水汆 3 分钟，去血水，捞出洗净。②莲子用温水浸泡 1 小时；大枣洗净，去核。③猪肚、莲子和大枣放入砂锅中，加入适量清水，大火煮沸转小火煲 2 小时，加盐调味即可。

功效 此汤可健脾胃、补虚损。虚劳羸瘦、面色苍白、四肢无力的人可经常食用。

猪肚可以补脾胃，益气。

穴位疗法，固本培元

气虚体质者的居家调养应以按摩、艾灸之温补疗法为主，能益气健脾、增强抵抗力。一般不推荐拔罐，因为拔罐的作用是泄，拔罐之后，毛孔会张开，人体内的气会随之外泄。气虚的人体内的气原本就虚弱，再用拔罐会加重症状，可谓是雪上加霜。

艾灸足三里穴，胜吃老母鸡

足三里穴是足阳明胃经的经气会合之穴，有推动脾胃、生化全身气血的作用。而艾灸具有温通气血、扶正祛邪的功效，因此，用艾灸的方法来刺激足三里穴，能够生化、充盈人体内的气血。足三里穴位于膝下3寸，胫骨前嵴外侧1横指处。

！小贴士

注意
艾灸前可先按摩1~3分钟，以促进艾灸效果。

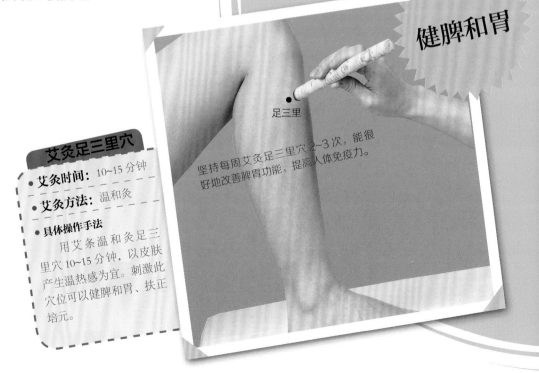

健脾和胃

足三里

坚持每周艾灸足三里穴2~3次，能很好地改善脾胃功能，提高人体免疫力。

艾灸足三里穴

- **艾灸时间**：10~15分钟
- **艾灸方法**：温和灸
- **具体操作手法**
  用艾条温和灸足三里穴10~15分钟，以皮肤产生温热感为宜。刺激此穴位可以健脾和胃、扶正培元。

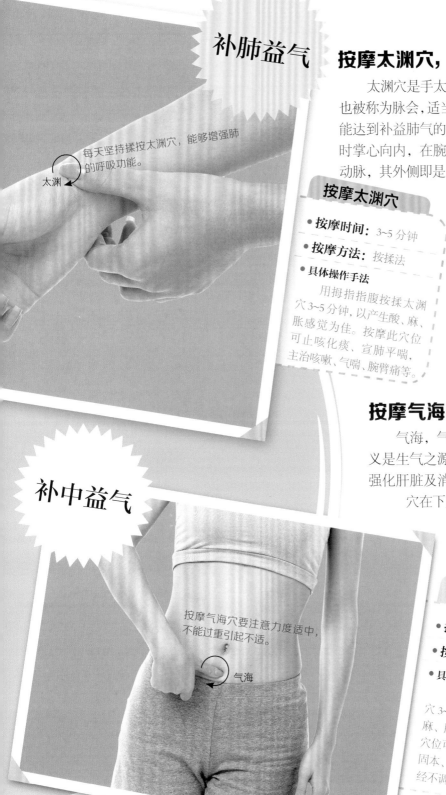

补肺益气

每天坚持揉按太渊穴，能够增强肺的呼吸功能。

太渊

按摩太渊穴，补益肺气

太渊穴是手太阴肺经的原穴，也被称为脉会，适当地刺激太渊穴，能达到补益肺气的目的。取太渊穴时掌心向内，在腕横纹外侧摸到桡动脉，其外侧即是。

按摩太渊穴

• **按摩时间**：3~5 分钟
• **按摩方法**：按揉法
• **具体操作手法**

用拇指指腹按揉太渊穴 3~5 分钟，以产生酸、麻、胀感觉为佳。按摩此穴位可止咳化痰、宣肺平喘，主治咳嗽、气喘、腕臂痛等。

按摩气海穴，补充气血

气海，气之海洋，顾名思义是生气之源。按摩气海穴可强化肝脏及消化道功能。气海穴在下腹部，正中线上，肚脐中央向下 2 横指处。

补中益气

按摩气海穴要注意力度适中，不能过重引起不适。

气海

按摩气海穴

• **按摩时间**：3~5 分钟
• **按摩方法**：按揉法
• **具体操作手法**

用拇指指腹按揉气海穴 3~5 分钟，以产生酸、麻、胀感觉为佳。按摩此穴位可以补中益气、扶正固本、涩精止遗，主治月经不调、遗精等。

经典药方，温补元气

气虚体质者治疗当以补气益气为原则，还应针对脏腑辨证，分别选用补各脏腑之气的方药。日常可以将一些中药材制成茶饮或加入食物中制成药膳，起到循序渐进的调理作用。

心气虚，就喝七福饮

益气养心

药材

人参、酸枣仁各6克，熟地、当归各9克，白术（炒）、远志（制用）各5克，炙甘草3克。

用法 水煎服。

主治 主治气血虚亏、心神不安、气血俱虚、心脾为甚者。

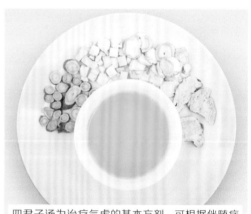

四君子汤为治疗气虚的基本方剂，可根据伴随症状加减，比如兼痰湿者可加陈皮、半夏。

四君子汤，健脾又补气

益气健脾

药材

人参、白术、茯苓各9克，炙甘草6克。

用法 水煎服。

主治 主治脾胃气虚证，表现为面色萎黄、语声低微、气短乏力、食少便溏、舌淡苔白、脉虚数。

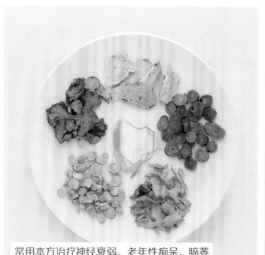

常用本方治疗神经衰弱、老年性痴呆、脑萎缩等气血不足者。

肺气虚，就喝生脉散

益气生津

药材

人参、麦冬各 9 克，
五味子 6 克。

用法 水煎服。

主治 用于治疗温热、暑热、耗气伤阴证，
以及久咳伤肺、短气自汗、气阴两虚证。

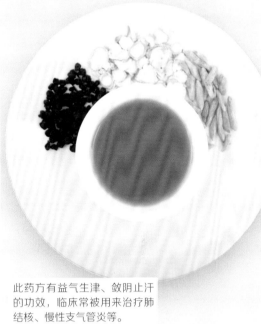

此药方有益气生津、敛阴止汗
的功效，临床常被用来治疗肺
结核、慢性支气管炎等。

肾气虚，大补元煎补肾气

益气补肾

药材

人参、炙甘草各 3~6 克，山药（炒）、
杜仲各 6 克，熟地、当归、枸杞子各
6~9 克，山茱萸 3 克。

用法 水煎服。

主治 主治气血大亏、精神失守之证。主
要表现为腰酸耳鸣、汗出肢冷、心悸气短、
脉微细。

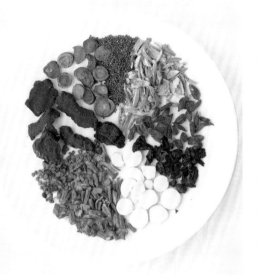

阴虚阳亢、血分有热、胃火
炽盛、肺有痰热者慎服。

注意生活起居，中气十足体质强

生活起居养生，也是气虚者恢复健康不可或缺的一部分。多呼吸新鲜空气、多运动、少思虑、顺时养生……都是良好有效的保健养生方式。

多做户外运动，新鲜空气补肺气

肺主呼吸，尤其需要呼吸新鲜空气。早晨太阳升起后，气虚者可以到户外做深呼吸、瑜伽、健步走、慢跑等有氧运动，并养成快吸慢吐的生活习惯，加大肺活量，以补肺气。

对气虚的人来说，运动要坚持低强度、多次数、循序渐进的原则。不宜做大负荷、易出汗的运动，一定要把握好度，以微微出汗为宜，切忌大汗淋漓、出汗过多，更要注意不能使用猛力，以免损耗元气。另外，温和运动起效慢，所以需要持之以恒地练习，才能取得良好的效果。

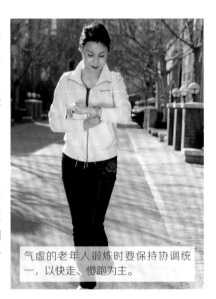
气虚的老年人锻炼时要保持协调统一，以快走、慢跑为主。

养气呼吸吐纳法，培养正气

养气呼吸吐纳法可以通过静坐和呼吸，修复生命能量，恢复生命活动，贯通气血，培养正气，可平衡阴阳、协调脏腑、疏通经络、活跃气机。

静坐呼吸： 采取打坐方式，根据自己身体适应程度，采取单盘腿、双盘腿或不盘腿，自然放松即可。然后闭上眼睛、嘴巴，牙齿轻叩，只用鼻子通气，让气体在整个腹腔中呼、吸，以培养正气。

腹式呼吸： 站、坐或仰卧均可，用鼻子慢慢吸气，胸部保持不动，腹部最大限度向外扩张，吸气过程5~6秒，屏息1秒，然后用口将气徐徐呼出，胸部保持不动，腹部最大限度回缩，呼气过程5~6秒。每口气坚持10~15秒，反复练习10~15分钟，以微热、微汗为宜。

注意调摄心情，少思少虑，稳定情绪

气虚体质容易心情抑郁，这是由于肝气郁结于内，因此要时常调整心情。首先，不能太劳累、太忧思，如果有心事，要找家人、朋友聊一聊，进行心情疏导，排解郁闷；其次，可以经常听一些舒缓的音乐，保持愉悦的心情；最后，还可以经常出去走走，投身于大自然的怀抱，这样不仅有利于活跃心肺，还能使心情舒畅，精神振奋。

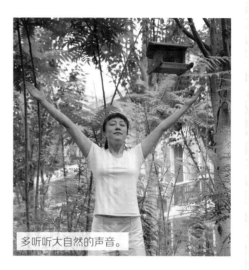

多听听大自然的声音。

春秋预防感冒，夏冬注意饮食

春季：气候乍暖还寒，昼夜温差大，气虚者体质虚弱，比较难适应，要注意防寒保暖。春季又是升发的季节，因此在饮食方面，不宜吃大热大补的食物。可在春分时温和灸曲池穴以明目。

夏季：天气炎热时，一般都是"无病三分虚"，夏季也是气虚者较难受的一个季节。此时不宜吃大辛大热的药物和食物，还要少吃冰冻寒凉或不洁食物，以防拉肚子，可喝些酸梅汤、西洋参茶以清热补气，吃点绿豆、扁豆、冬瓜等利水祛湿的食物。可灸中脘穴以疏肝养胃。

秋季：秋季早晚温差变大，气虚者更容易患感冒等疾病，因此要注意适时增添衣物，预防感冒。秋季脾胃稍好，可以适当吃点清淡营养的食物进补。秋分时可用艾条温和灸足三里穴以补中益气。

冬季：天气寒冷，要注意防风御寒，避免受凉咳嗽。冬至后就能慢慢进补，可吃些羊肉、老母鸡等补气的食物。可艾灸关元穴以培元固本。

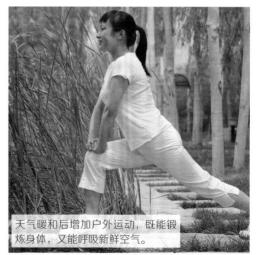

天气暖和后增加户外运动，既能锻炼身体，又能呼吸新鲜空气。

气短自汗

自汗，就是白天无缘无故地流汗，多为心气虚不能固摄汗液所致。气虚的人，本来气的推动、营养、防御作用就很弱，津液还不停地往外跑，身体就会越来越弱。有的人还伴有气短的症状，一走路就气喘吁吁的。

典型医案分析

男，33岁，最近一段时间容易疲乏、气短、自汗，身体瘦弱，说话声音低弱，不喜欢主动说话，面色苍白，看着很没有精神。

这是很典型的气虚体质，气虚的症状之一就是气短自汗，出现这种情况要及时看医生，根据医嘱进行调理。也可以多吃一些补气的食物，或者做一些增强体质的运动，平时还要保证生活作息规律。

气短自汗的穴位疗法

气短自汗不适宜用拔罐疗法，因为拔罐后毛孔大张，正气容易外泄。适合用按摩、艾灸等温补疗法，能益气健脾。

3种

穴位疗法

使用时要结合自身其他症状对症治疗。

艾灸神阙穴、关元穴可养心止汗

气短自汗还经常伴有感冒、脸色发白、容易疲劳等症状的人，可以选择艾灸神阙穴、关元穴等腹部穴位，每次灸10~15分钟。

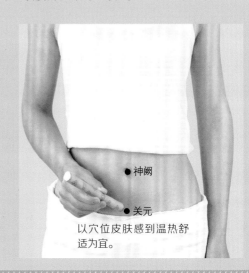

神阙

关元

以穴位皮肤感到温热舒适为宜。

（注：图片仅为示意，艾灸时不隔衣。）

家用养生

补气敛汗

气短自汗应以补气敛汗为治疗原则，可选择酸枣仁来宁心安神、补中养肝、敛汗，代表食疗方有酸枣仁粥。

酸枣仁粥

酸枣仁 10 克，生地黄 15 克，大米 100 克。将酸枣仁捣碎，生地黄切块，一起煎煮取汁，加大米煮成粥即可。

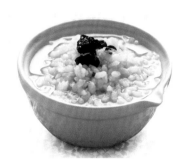

此粥具有镇静安神的作用，有助于改善气虚所致的自汗、失眠症状。

按摩神门穴可补气

神门穴是手少阴心经的原穴，是心经输注、经过和留止的部位，是补益心气的要穴。每天用拇指指腹按压神门穴 3~5 分钟，能缓解心气虚引起的自汗。

神门穴位于腕部，腕掌侧横纹尺侧端，尺侧腕屈肌腱的桡侧缘处。

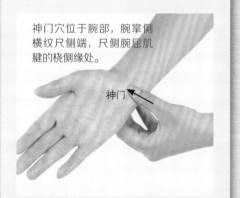

艾灸大椎穴可祛寒

如果气短还伴有发冷、头微痛的症状，就可以用艾条温和灸大椎穴 10~15 分钟，至皮肤转温，不适症状可得到缓解。

大椎穴在脊柱区，第 7 颈椎棘突下凹陷中，后正中线上。

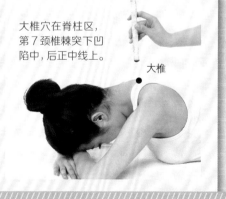

气虚易患疾病

反复感冒

生活中，气虚的人还有一个典型表现就是反复感冒，气温稍有变化，就容易感冒。而大多数人一旦感冒发热就吃药、输液，好了就停药，过一段时间又感冒了，再吃药、输液。这种方法治标不治本，要想彻底摆脱反复感冒的困扰，还得从根源上补虚祛寒，调理体质。

典型医案分析

女，29岁，经常感冒，反复不见好，伴有发热无汗、身体倦怠、咳嗽、咳痰无力、少气懒言、舌淡苔白、脉浮无力等症状。

这属于气虚型感冒，多是由于卫气不固，外感风寒所导致的，气虚型感冒还会引起肌肉酸痛，平时可用党参、黄芪泡茶补元气，还要注意保暖，避免着凉，适当锻炼，以增强体质。还可以采用食疗和穴位疗法进行体质调理，增强身体免疫力。

反复感冒的穴位疗法

气虚导致感冒反复发作时，可以选择玉屏风胶囊等中成药进行治疗，也可选择按摩穴位来辅助治疗，以缓解不适症状。

3种

穴位疗法中

敷贴稍复杂，药剂还可自制附桂粉和白芥细辛粉。

头部穴位常按摩，感冒不反复

感冒时按摩可缓解一些症状，不发作时按摩可起到补肺健脾、固本防感的作用。头部按摩穴位有推、拿、按、抹。推拿风池穴约1分钟；推印堂穴，向上沿前额循发际至头维穴，再向下至太阳穴，反复4遍，每遍约半分钟；用抹法从印堂穴向左右至太阳穴约8分钟。

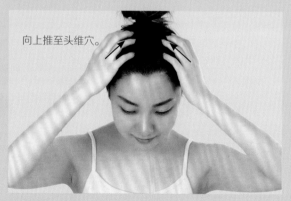

向上推至头维穴。

家用养生

补虚祛寒

气虚型反复感冒要以补虚祛寒为治疗原则，受寒感冒可以吃生姜祛风散寒，代表食疗方有葱姜糯米粥。

葱姜糯米粥

生姜5片，葱白5条，糯米50克。将糯米洗净，加水煮至将熟，加入葱白、姜片，稍煮片刻即可。

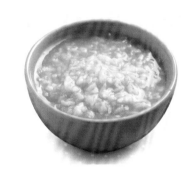

生姜和葱白都具有发汗解表的作用，用于感冒风寒证。

艾灸大椎穴、关元穴等穴

感冒发作可选用肺俞穴、脾俞穴、肾俞穴、大椎穴、风门穴、膏肓穴、关元穴、足三里穴等。每次选两三个穴位，用艾条温和灸或施无瘢痕灸，每穴10~15分钟。

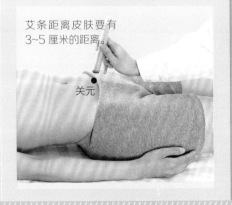

艾条距离皮肤要有3~5厘米的距离。

关元

肺俞穴上做敷贴

敷贴又称外敷疗法，是将药物研为细末，药末可直接敷在穴位上或用水等溶剂调和成团，敷贴于所需的穴位或患部来治疗疾病的方法，是中医常用的外治疗法之一。敷贴的优点除了能使药力直达病灶发挥作用外，还可以使药性通过皮毛腠理由表及里，循经络传至脏腑，以调节脏腑气血阴阳，扶正祛邪，从而治愈疾病。敷贴疗法对气虚所致的感冒治疗效果也是不错的。

（注：图片仅为示意，艾灸时不隔衣。）

气虚易患疾病

月经不调

气虚了，血液生成少了，推动力也弱了，月经就可能迟迟不来，即使来了量也很少，且颜色浅淡。还有一种情况是月经来了，又迟迟不走，而且量多，这是气虚不能统摄血液造成的。这时，女性要多吃一些补血、益气、健脾的食物。

典型医案分析

女，36岁，长期月经不调，经血量偏多，经血颜色很深，经期常常提前或推后，没有规律。整个人很疲倦，四肢没力气，总想躺在床上，懒言少语。

这是气虚型月经不调，气不足，推动无力，人体的血液就会流通不畅，形成血瘀，所以经血颜色偏深，经期不规律。而疲倦、乏力都是气虚的典型症状。调经的办法就是健脾、补益气血，可以选择一些动物肝脏和补气血的药材进补。此外，还要注意不能吃生冷的食物，以免伤气。

月经不调的穴位疗法

气虚型月经不调究其根本原因还是气虚血瘀，因此穴位调理时要从这方面着手。

3种
艾灸疗法
调经统血、健脾益气，缓解月经不调效果好。

艾灸三阴交穴调月经

三阴交穴是调理妇科病的要穴，具有活血止血、滋阴利湿的功效。可用艾条温和灸三阴交穴，每天1次，每次10~15分钟，以穴位皮肤感到温热、舒适为宜，不仅可以调理月经不调，还能保养子宫、滋养卵巢、祛斑祛皱。

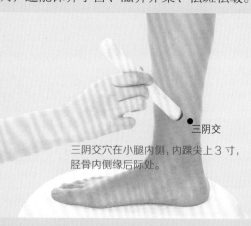

三阴交

三阴交穴在小腿内侧，内踝尖上3寸，胫骨内侧缘后际处。

家用养生

补益气血，兼以健脾

　　气虚型月经不调应以补益气血，兼以健脾为治疗原则，可用人参、当归等炖成药膳，如当归大枣粥。

当归大枣粥

　　当归15克，大枣5颗，大米80克，红糖适量。当归熬煮取汁，再在药汁中放入余下材料煮成粥即可。

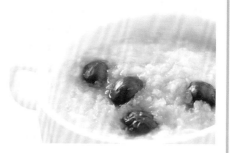

当归可补血活血，大枣能健脾，且气血双补，此粥对气虚型月经不调者大有裨益。

艾灸、按摩血海穴祛瘀血

　　血海穴是人体血液的归聚之处，具有祛瘀血和生新血的功能，可调理与血有关的疾病，以及月经不调、崩漏、闭经等症。每天坚持早晚按摩或艾灸血海穴，是一种很好的保健方法。

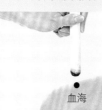

血海

可先按摩50~100次，再艾灸10~15分钟。

艾灸、按摩关元穴、气海穴

　　关元穴和气海穴能够补中益气，调经止带，对于气虚造成的月经不调有很好的疗效。按摩时可用拇指指腹按揉，每次按揉3~5分钟，也可用艾条温和灸10~15分钟。

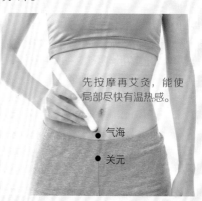

先按摩再艾灸，能使局部尽快有温热感。

气海

关元

（注：图片仅为示意，艾灸时不隔衣。）

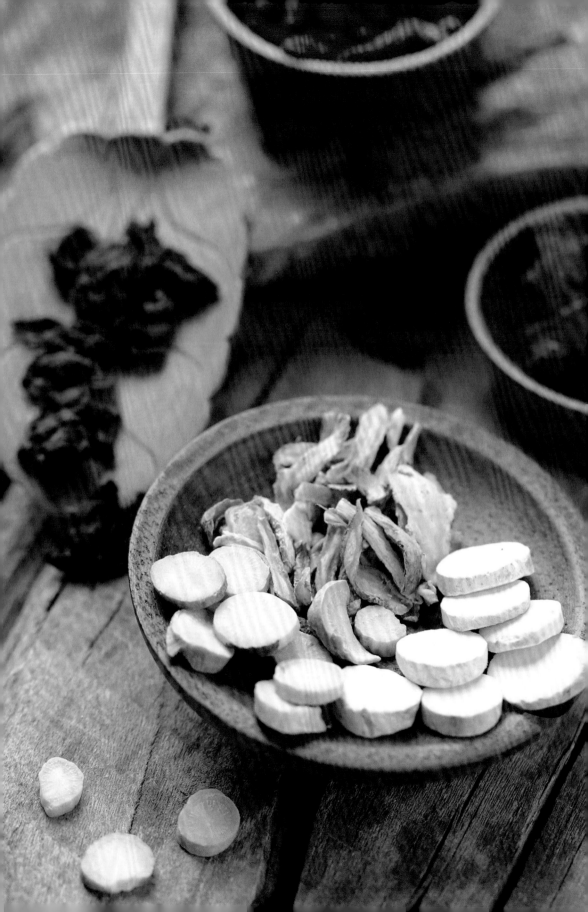

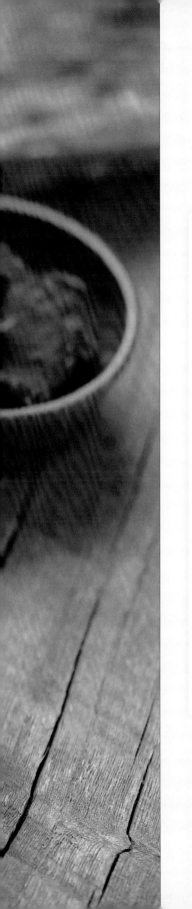

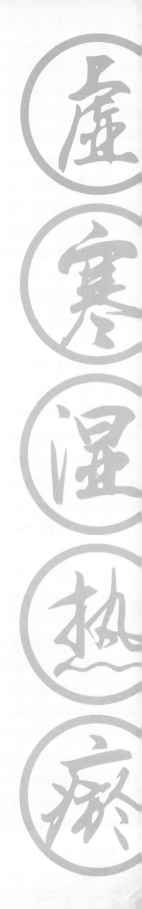

第 **4** 章

血虚的人，
面色苍白气色差

血虚是指体内血液亏虚，脏腑、经络、形体失养。血虚者常有心悸，失眠，气短懒言，易疲劳，精神萎靡，手足麻木，女性月经延后、量少色淡等症状。气为血之帅，血为气之母，气虚容易造成血虚，而血虚又会加重气虚，两者是相辅相成的关系。所以调理血虚时，不仅要补血，还要补气。

（血虚）我是血虚吗

血虚体质者往往体内供血不足，身体器官得不到血液提供的足够营养，从而出现多种不适，如皮肤发痒、气色差、干燥等。血液对五脏六腑有滋润和濡养作用，所以一旦血虚，身体面貌就会发生改变。由于气与血密切相关，所以血虚一般伴随着气虚。

典型医案分析

女，30岁，生完孩子之后一直浑身发痒，伴随有心慌，失眠，头晕眼花，面色淡白无华，头发干枯无光泽，舌体略大，舌尖发红等症状。

这是生产时失血过多导致的血虚，血虚的一个重要特征就是燥，这和阴虚有很大关系。阴虚是阴不足，也就是津液不足，血液属于津液的一种，所以血虚的有些症状和阴虚比较相似。但血虚和阴虚的最大区别在于血虚是虚无内热。血虚多见于女性，因为月经、胎孕无不以血为本。

快速判断我是哪种血虚

血虚在五脏临床表现中多以心、肝为主，其次就是在各种疾病中出现，比如心悸病、虚劳病、眩晕病、便秘病、出血性疾病等。

2种
血虚类型

应以补血生血为治疗原则。

心血虚

心悸怔忡、健忘、失眠多梦、面色无华，舌淡、脉细或结代。多由失血、过度劳神或血的生化之源不足所致。

肝血虚

头晕、目眩、耳鸣、胁痛、惊惕不安、月经不调、经闭、皮肤干燥、脱屑、面色苍白、舌质淡、脉弦细。

老中医为你开药方

补血养血，佐以健脾胃

　　血虚者应以补血养血，佐以健脾胃为治疗原则。可选用补血药物，如当归、黄芪等，代表方剂为当归补血汤。

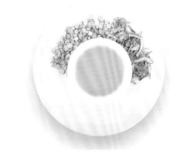

当归补血汤

　　黄芪 30 克，当归（酒洗）6 克，以水 2 碗，煎至半碗，去滓，空腹时温服。

注意事项：阴虚内热者禁服。

心悸病

　　心慌心跳、头晕、失眠多梦、面白无华、倦怠乏力、舌质淡红、脉细弱。

眩晕病

　　头晕目眩，动则加剧，遇劳则发，面白无华、唇甲苍白，常兼见神疲乏力、少气懒言、心悸失眠等。

出血性疾病

　　鼻衄、齿衄、肌衄、便血等，常伴有神疲乏力、面色苍白、头晕眼花、耳鸣、心悸、脉细无力等。

哪些坏习惯容易造成血虚

血虚体质虽和先天遗传有关，但更多的原因来自后天因素，比如得了大病、久病会消耗气血，导致血虚；平时工作、学习或玩游戏用脑、用眼过度也会导致血虚……总的来说，就是长期用血过度而补充又不及时，必然导致血虚体质。

慢性疾病，容易导致气虚血亏

人在得大病时，会使机体生化气血的功能下降，从而严重消耗体内原有的气血，导致血虚。同样，人在出汗过度或者呕吐下痢时，很容易耗损体内的阳气和阴液，造成血虚。此外，人如果劳心过度，容易使阴气暗耗，时间一长，也可能造成血虚。

造成血虚的原因有很多，除了大病、久病等，其他都是可以在生活中避免的。比如饮食上不暴饮暴食、不偏食、均衡摄取营养；规律作息，少熬夜，少加班；学会减压，不要让自己心理负担过重导致情绪不畅等。

用脑、用眼过度，易损耗阴血

很多人因为工作压力大，用脑过度，出现了脱发、白发的现象，年纪轻轻就秃顶了，其实这都是血虚的现象。用脑其实是一件很耗血的活动，有研究表明，脑的重量只占人体的 2%~3%，但它所需要的血流量却占心脏输血量的 15%~20%。过度用脑容易损耗精血，长期以往，必然导致血虚。血虚就会津液不足，头发会干枯、脱发、早白，皮肤也会干燥瘙痒。

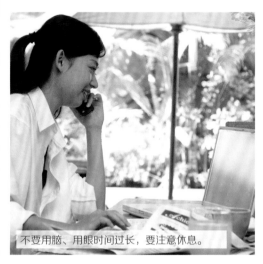

不要用脑、用眼时间过长，要注意休息。

用眼过度会有眼皮跳、眼睛干涩和头晕的症状。肝开窍于目，用眼过度或一眼不眨地盯着东西（比如手机、电脑）时，肝就会不停地排出血液来滋润眼睛，久而久之，会造成肝血不足，无力濡养于目。肝还主藏血，肝血不足时，全身的血流量也会不足，进而影响其他脏腑功能的正常运作，人就会头晕。所以，要注意控制用眼时间，适当休息，放松眼睛。

外伤、月经失血过多，加重血虚

一些人因外伤失血过多而造成血虚，女性则常因月经过多或产后大出血而引起血虚。一旦出血过多，就会导致瘀血内阻，脉络不通，一方面可能会再次引发出血，另一方面也将影响新血生成，加重血虚。

饮食不节，脾胃虚弱不能化生气血

平时吃饭没有规律，经常暴饮暴食，饥饱不调；或者嗜食偏食，导致营养不良，都有可能导致脾胃受损，使其化生水谷精微的能力下降，造成体内气血的来源不足，导致血虚。

血液的生成，既有先天肾精的作用，也与后天脾胃之气密切相关。后天脾胃之气的形成又与水谷精微有关，人体只有吸收足够的食物精华，才能精气充足，血气旺盛。反之，若脾胃虚弱，消化功能不好，即使吃再多营养丰富的食物，也无法吸收精粹转化为气血，久而久之，人就会出现营养不良的症状。所以，出现血虚时不要忽视脾胃的问题。

血虚和贫血不一样

一些人在得知自己血虚时，误以为自己患了贫血。事实上，血虚和贫血是两个不同的概念，对此必须认真区分，才能做到更有针对性的调理。

西医所说的贫血，是指成年男性血红蛋白应在 120~160 克 / 升，成年女性应在 110~150 克 / 升以上才算正常，如果血红蛋白的浓度低于此标准，就称为贫血。中医所说的血虚，是对面色苍白或萎黄、头晕眼花、失眠多梦、妇女月经量少及闭经等一系列症状的概括，中医所指的血，不仅指血液，还包括高级神经系统的许多功能活动。

因此，中医所说的血虚证，绝对不等同于西医的贫血症；但西医诊断的贫血症，则一般都包括在中医血虚的范畴内。

血虚食疗方，补气养血

血虚者多见心经和肝经疾患，因此，补血养肝和补血养心成为血虚者的主要养生原则。平时可多吃一些具有补血造血作用的食物，如大枣、枸杞子、猪肝、龙眼肉、菠菜、海参等，还可在食材中加入一些中药做成药膳，这样进补效果会更好。

海参小米粥

补血

食材

海参干 20 克，
小米 80 克，
枸杞子、盐各适量。

做法 ①海参干泡发，去内脏，洗净，切小段；枸杞子、小米洗净。②锅中放小米和适量水，大火烧开后改小火，熬成粥。③待粥快熟时，放入海参段和枸杞子，小火略煮片刻。④待海参煮熟时，加盐调味即可。

功效 此粥可滋阴补血、补益脾胃、养血明目的功效。

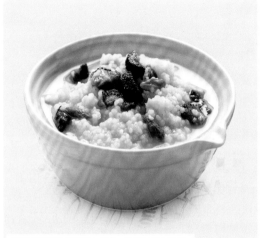

海参被誉为"海中人参"，有提高免疫力、抗氧化等作用。

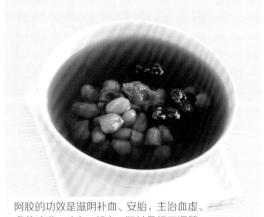

阿胶的功效是滋阴补血、安胎，主治血虚、虚劳咳嗽、吐血、衄血、妇女月经不调等。

阿胶花生大枣汤

健脾补血

食材

阿胶 9 克，花生仁 20 克，
龙眼肉 15 克，大枣 6 颗，
红糖适量。

做法 ①花生仁和龙眼肉分别洗净，沥干水分；大枣洗净，去核。②将花生仁、龙眼肉和大枣放入砂锅中，加适量清水，大火煮沸转小火煲 1 小时。③放入阿胶，煮至阿胶溶化，加红糖调味即可。

功效 此粥能补中益气、养血安神，对于血虚引起的失眠、眩晕、气色差等有很好的改善作用。

八珍糕

补脾胃

食材

人参 3 克，茯苓、白术、山药、
扁豆、芡实、莲子、薏苡仁各 50 克，
大米面、糯米面各 100 克。

做法 ①将上述材料中前 8 种材料碾碎，与
大米面、糯米面搅拌均匀。②上锅蒸成糕饼，
出锅切块即可。

功效 八珍糕的主要功效是健脾益气、祛湿
止泻，还能促消化，对于脾虚引起的血虚有
一定的缓解作用。

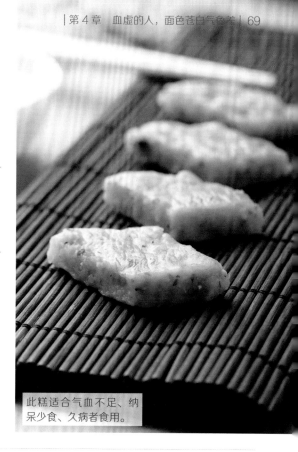

此糕适合气血不足、纳
呆少食、久病者食用。

菠菜猪肝汤

疏肝养血

食材

猪肝 100 克，
菠菜 150 克，
料酒、姜、葱、盐各适量。

做法 ①姜洗净，切片；葱洗净，切丝；
猪肝洗净，切片，加姜片、葱丝和料酒腌
制 30 分钟；菠菜洗净，焯水，捞出备用。
②锅中加入适量清水煮沸，放入猪肝，煮
沸；再放入菠菜煮熟，加盐调味即可。

功效 此汤中菠菜补血补铁，猪肝可补养
养肝，可缓解肝血虚引起的眼干、眼涩、
头晕、耳鸣等症状。

菠菜不管是用来做汤，还是凉拌、
单炒都应该先焯水去掉大部分草酸。

穴位疗法，健脾补血

人体自身经络穴位中隐藏着许多"补血按钮"，找到这些特殊"按钮"，每天坚持刺激，就可以起到很好的调理气血、通经活络的作用。补血常用穴位有膻中穴、血海穴、三阴交穴等。

艾灸膻中穴，气阴双补

中医将胸称为大气之府，气乃万物之主，无所不及，无论是血、津液，还是情、欲，都离不开气的温煦、推动和滋养。而膻中穴便位于这大气之府的中央，是气之会穴。取膻中穴灸疗，就有了气（阳）血（阴）双补的作用。膻中穴在胸部，横平第4肋间隙，前正中线上。

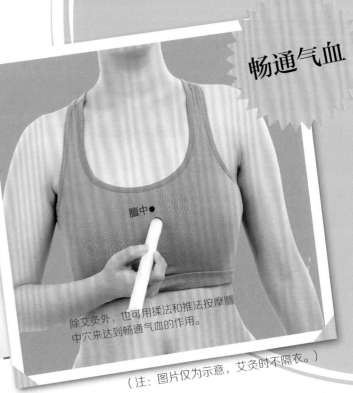

! 小贴士

注意
艾灸后要注意保暖。

畅通气血

膻中●

除艾灸外，也可用揉法和推法按摩膻中穴来达到畅通气血的作用。

（注：图片仅为示意，艾灸时不隔衣。）

艾灸膻中穴

● **艾灸时间：** 10~15分钟

● **艾灸方法：** 温和灸

● **具体操作手法**

用艾条温和灸膻中穴10~15分钟，以皮肤产生温热感为宜。艾灸此穴位可以理气止痛、止咳平喘、安心定悸，可缓解血虚引起的心悸、胸痛等症。

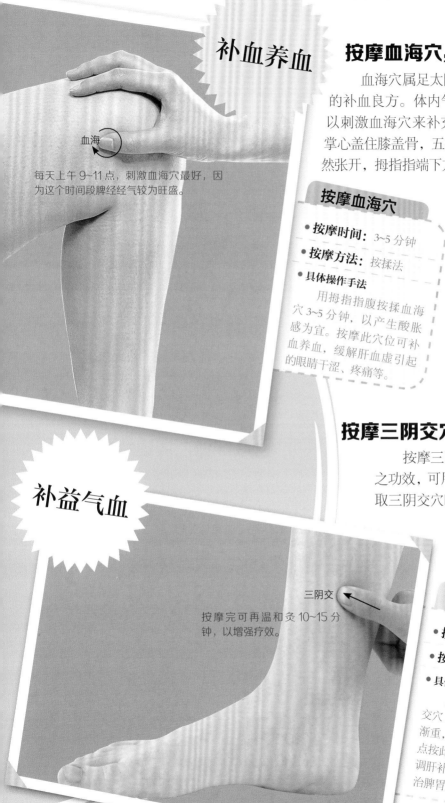

补血养血

每天上午 9~11 点，刺激血海穴最好，因为这个时间段脾经经气较为旺盛。

血海

按摩血海穴，活血化瘀

血海穴属足太阴脾经，是天然的补血良方。体内气血不足时，可以刺激血海穴来补充气血。取穴时掌心盖住膝盖骨，五指朝上，手掌自然张开，拇指指端下方即是血海穴。

按摩血海穴

• **按摩时间：** 3~5 分钟

• **按摩方法：** 按揉法

• **具体操作手法**

用拇指指腹按揉血海穴 3~5 分钟，以产生酸胀感为宜。按摩此穴位可补血养血，缓解肝血虚引起的眼睛干涩、疼痛等。

补益气血

三阴交

按摩完可再温和灸 10~15 分钟，以增强疗效。

按摩三阴交穴，补益气血

按摩三阴交穴有补益气血之功效，可用于气血虚弱诸证。取三阴交穴时正坐或仰卧，胫骨内侧面后缘，内踝尖向上 4 横指处即是。

按摩三阴交穴

• **按摩时间：** 3~5 分钟

• **按摩方法：** 点按法

• **具体操作手法**

用拇指指腹点按三阴交 3~5 分钟，力度由轻渐重，以产生酸胀感为宜。点按此穴位可健脾益血、调肝补肾、安神助眠，主治脾胃虚弱、消化不良等。

经典药方，补血活血

　　血虚者调理应以补血养血为主要原则。具有补血作用的药材有当归、熟地黄、白芍、人参等，著名方剂有八珍汤、四物汤、酸枣仁汤、归脾汤等，可根据具体症状对症使用。

四物汤，补血美容千古名方

补血

药材

熟地黄、干地黄各 12 克，
当归、白芍各 9 克，
川芎 6 克。

用法 水煎温服。

主治 主治冲任虚损、月经不调、脐腹亏痛、崩中漏下、血瘕块硬、时发疼痛、胎动不安等。

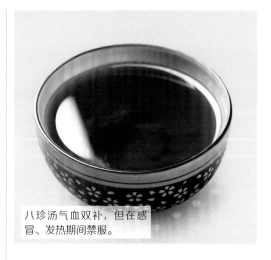

八珍汤气血双补，但在感冒、发热期间禁服。

八珍汤，调理气血虚弱

补血

药材

人参 3 克，白术、当归各 10 克，
茯苓、白芍各 8 克，川芎、炙甘草
各 5 克，熟地黄 15 克。

用法 水煎服。

主治 此方具有益气补血的作用，主治病后虚弱、各种慢性病，以及女性月经不调等气血两虚证。

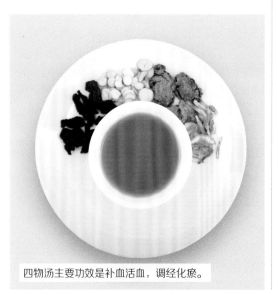

四物汤主要功效是补血活血，调经化瘀。

肝血不足，就喝酸枣仁汤

养血安神

药材

酸枣仁 15 克，甘草、川芎各 3 克，
知母 8 克，茯苓 10 克。

用法 水煎，分 3 次温服。

主治 此方具有养血安神、清热除烦之功
效，主治虚烦失眠、心悸不安、头晕目眩、
口干咽燥等肝血不足、虚热内扰证。

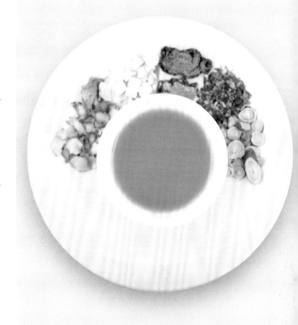

酸枣仁汤是安神剂，对于肝血不足
引起的失眠、心悸有很好的疗效。

脾虚血虚，找归脾汤

益气补血

药材

白术、茯神（去木）、黄芪（去芦）、
龙眼肉、酸枣仁（炒，去壳）各 30 克，
人参、木香各 15 克，甘草（炙）8 克，
当归、远志（蜜炙）各 3 克。

用法 加生姜、大枣，水煎服。

主治 此方具有益气补血、健脾养心之功
效，主治思虑过度、劳伤心脾、健忘怔忡、
盗汗、体倦食少。

服用归脾汤后，忌食辛辣刺激性食物。

注意生活起居，让气血活起来

　　血的运行离不开气的推动，生活中除了吃一些补血养血的食物和药材外，还要多做一些有益体内气血循环的事情，比如运动、站桩、按时睡觉……调好气血，增强体质，才能少生病。

多做运动，促进气血循环

　　运动是调养气血必不可少的环节，经常运动，有助于脾胃将营养物质转化为气血，还能疏通经络，促进气血运行。可以选择跑步、爬山、打球、健身操等活动量稍大一点儿的运动，以促进体内的血液循环，而且还可以增强骨髓的造血功能。

　　居家或办公室可以练八段锦、站桩、打太极拳等。

提高睡眠质量，可快速补充气血

　　滋养气血离不开良好的睡眠，尤其是午时，短暂休息15分钟就可以

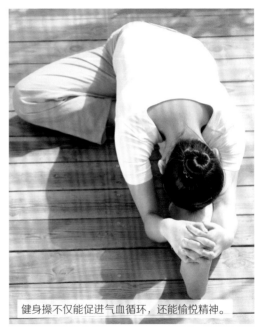

健身操不仅能促进气血循环，还能愉悦精神。

让全身气血充足，神清气爽一下午。午时心经当令，心经最旺，《黄帝内经·素问·五脏生成篇》曰："诸血者，皆属于心。"心主血脉，其华在面，短暂的午休还能使人面色红润。

　　肝胆在凌晨1~3点最旺盛。也就是说，在这个时间段，肝胆经处于比较兴奋的状态，能对身体进行解毒。又由于"人卧则血归于肝"，当人躺着的时候，身体各个脏腑的血液会经过肝经，通过肝脏来完成解毒的工作。所以，最好在凌晨1点的时候进入深度睡眠，这时周身血液回到肝脏，发挥藏血和疏泄功能，使气血得到修复。因此，养肝血首要的就是按时睡觉。

久视伤血，注意眼睛的保养

中医认为，"肝开窍于目"，视力的好坏，主要依赖于肝之藏血；"久视伤血"，因此血虚的人，尤其要注意眼睛的保护和休息，避免因过度用眼而耗损体内的气血。平时要注意一些生活上的细节，以避免"久视伤血"，如不要长时间看书、看电脑、看手机等。血虚的人，血液本来就已不足了，如果再伤血，情况就更严重了。

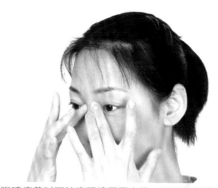

眼睛疲劳时可按摩眼睛周围穴位，以促进血液循环，缓解疲劳。

久思耗血，保持精神愉悦

中医认为，过度思虑伤脾，脾被伤了，运化不足，从而影响血的生成，影响脾胃消化功能，消化功能变弱，久而久之，气血便会不足。因此无论是在工作还是生活上遇到琐事，当烦闷不安、情绪低落时，要心平气和地面对和处理问题，做好情绪调节，使心情尽快好起来。切忌劳心过度，损耗心血，以免诱发血虚。

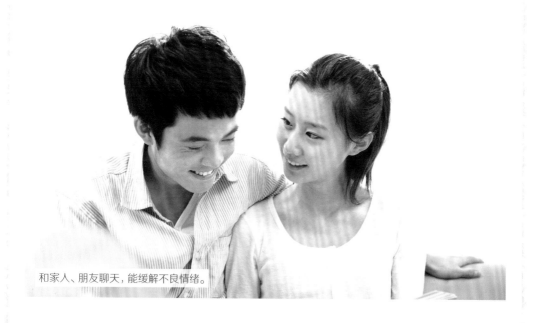

和家人、朋友聊天，能缓解不良情绪。

血虚易患疾病

贫血

贫血患者往往有面色苍白、头晕、乏力、气促、心悸等症状，剧烈活动后症状加重。贫血主要是因为缺铁，导致出血、造血功能障碍等。贫血也属于中医学"血虚""萎黄""虚劳"以及"血证"范畴，多因脾胃气虚、血虚、血瘀等原因造成功能失调，化生气血的能力减弱所致。

典型医案分析

女，35岁，生完二胎后老是出现头晕乏力的症状。本以为是带孩子太累所致，后来发现脸色苍白、头发干枯，去医院体检的时候查出了贫血。

这是典型的血虚导致的贫血，生孩子非常消耗女人气血，若生完后没有调理好身体，就会出现一系列情况，血虚就是其中的一种，而贫血是血虚的一种表现。调理贫血应以食补为主，多吃一些补血补气的食物，如牛肉、大枣、木耳、南瓜、猪肝、小米、龙眼肉等。

贫血的穴位疗法

贫血患者还可以选择穴位疗法进行辅助治疗，刺激关元穴、期门穴以促进体内血液循环，刺激血海穴可以补血活血。

3种
穴位疗法

皆可补气补血，不仅用于调理血虚，还适合日常保健。

艾灸关元穴，刺激血液循环

关元穴为血液循环的强壮刺激点，平时多揉、按、拍可促进血液循环。先用手掌在脐下腹部按摩10圈左右，再用艾条在关元穴处施灸5~10分钟。

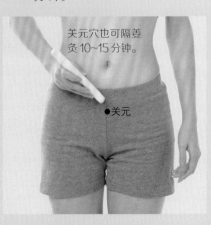

关元穴也可隔姜灸10~15分钟。

●关元

（注：图片仅为示意，艾灸时不隔衣。）

家用养生

补血养血，佐以补肝肾

　　血虚型贫血应以补血养血，佐以补肝肾为治疗原则，可在饮食上调理，代表食疗方有燕麦南瓜粥。

燕麦南瓜粥

　　燕麦仁 30 克，南瓜、大米各100 克。将南瓜去皮，去瓤，洗净，切小块。锅中放入所有材料和适量水煮成粥即可。

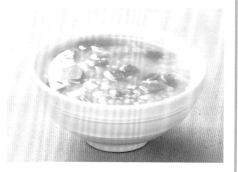

南瓜有补中益气的作用，能活跃代谢、促进造血功能，对贫血患者有益。

艾灸期门穴，理气活血

　　期门穴属肝经，艾灸期门穴能健脾疏肝、理气活血。温和灸期门穴 10 分钟，再用拇指按压 1 分钟，以局部有酸胀感和轻度温热感为宜。

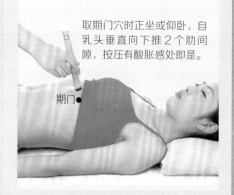

取期门穴时正坐或仰卧，自乳头垂直向下推 2 个肋间隙，按压有酸胀感处即是。

期门●

按摩血海穴，补益气血

　　血海穴属足太阴脾经，是治疗血证的要穴，刺激血海穴可以补血养血。用拇指指腹按揉血海穴 3~5 分钟，以皮肤产生酸、麻、胀感觉为佳。

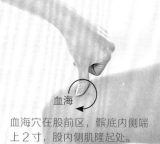

血海

血海穴在股前区，髌底内侧端上 2 寸，股内侧肌隆起处。

心悸

心悸主要是指人的心脏及其周围部位突然出现一阵难以自主的不适感，其临床表现主要有心率过快、过强或者心律跳动不规则。心悸多见于贫血、甲状腺功能亢进、冠心病、心律失常，以及一些自主神经和内分泌功能紊乱患者。

典型医案分析

男，55岁，最近较多出现间歇性的心跳剧烈、失眠、精神烦躁等症状，还伴随面色无华、头晕目眩、气短、疲倦、乏力等，调整作息后有所缓解。

这是血虚导致的心悸。心是"君主之官"，主神明、主血脉。同时，血为气所帅、气为血所养。寒、湿、痰等病邪在体内作祟，就会引起血脉瘀堵，流通不畅，气息不顺，进而引发心悸。治疗心悸，其首要任务就要益气养血、宁心安神。

心悸的穴位疗法

治疗心悸可选择食疗和穴位疗法。同时还要保持心态乐观和情绪稳定。

4种

穴位疗法

畅通气血，坚持每周操作2~3次，效果更佳。

艾灸神门穴、内关穴、肺俞穴

艾灸神门穴可安心神；艾灸内关穴可治疗与心脏相关的各种病症；艾灸肺俞穴可舒缓心肺之气。

艾灸时间为10~15分钟。

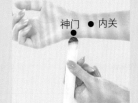

神门 ● 内关

按摩膻中穴，畅通气血

用拇指或中指指腹点按膻中穴3~5分钟，顺时针和逆时针交替按揉，力度适中，手法均匀。

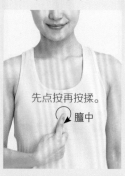

先点按再按揉。
● 膻中

家用养生

益气养血、宁心安神

　　血虚引起的心悸应以益气养血、宁心安神为治疗原则。可选择一些补血养阴的茶饮，如柏子仁茶。

柏子仁茶

　　柏子仁 15 克。将柏子仁放入杯中，用开水冲泡，盖上盖泡 5 分钟，即可饮用。每日 1 剂，代茶饮。

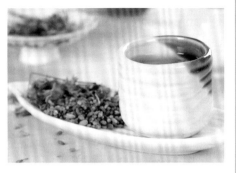

柏子仁有养血安神的功效，还能治疗阴血不足导致的肠燥便秘。

艾灸心俞穴，益气强心

　　将艾条点燃，置于心俞穴上，距离穴位皮肤 3~5 厘米处进行施灸，温和灸 10~15 分钟，以穴位皮肤温热但无明显灼痛感为宜，每日 1 次。

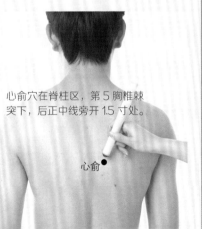

心俞穴在脊柱区，第 5 胸椎棘突下，后正中线旁开 1.5 寸处。

心俞

按揉脾俞穴，健脾补气

　　用拇指指腹按揉两侧脾俞穴 100~200 次，长期坚持按摩，可以有效地辅助治疗腹胀、呕吐、泄泻等病症。

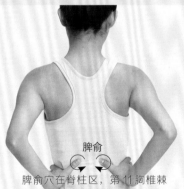

脾俞

脾俞穴在脊柱区，第 11 胸椎棘突下，后正中线旁开 1.5 寸处。

血虚易患疾病

白癜风

（血虚）

白癜风是一种局限性或泛发性皮肤色素脱失病，该病的特点是易诊断，治疗则较为困难。发病时，主要表现为皮肤有散在性白斑分布。白癜风患者常并发其他自身免疫性疾病，如糖尿病、甲状腺疾病、恶性贫血、风湿性关节炎、斑秃等。

典型医案分析

男，50 岁，突发白癜风，白斑色泽明亮，刚开始只在身上起，后来上行到面部，伴有烦躁、头晕、苔白腻、脉弦等症状。

这是血虚风燥型的白癜风。皮肤为肺所主，所以皮肤出现黑色素减退，病变是在肺和肾，一是外邪，主要是风邪侵袭肌表；二是内虚，主要是肾气不足，肌肤失于滋养。治疗时要补血润燥，还要多吃黑色食物，因为黑色在五行中属肾，常吃可补肾。

白癜风的穴位疗法

中医认为，肌肤色泽由气血滋养、散布，故治疗白癜风可取血海穴、气海穴、足三里穴等，以促进机体的血液循环，增加皮肤的营养供应。

4种
穴位疗法

可起辅助作用，主要还是按照医嘱进行治疗。

艾灸风池穴、风市穴

取风池穴、风市穴等进行艾灸，可疏散风邪，促进黑色素细胞抗体的消散。

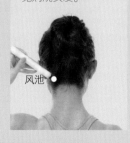

注意艾灸的距离，以免灼烧头发。

风池

按摩、艾灸气海穴

先用拇指指腹按揉气海穴 3 分钟，再用艾条温和灸 10~15 分钟，以皮肤产生温热感为宜。

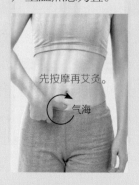

先按摩再艾灸。

气海

家用养生

补血润燥

　　血虚风燥型白癜风应以补血润燥为治疗原则，食物可选桑葚、黑芝麻等，代表食疗方有桑葚黑芝麻米糊。

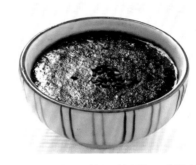

桑葚黑芝麻米糊

　　桑葚 60 克，大米 40 克，熟黑芝麻 15 克。将所有材料加适量水打成米糊即可。

中医认为桑葚有补肝益肾、补血滋阴、生津止渴、润肠燥等功效。

按摩、艾灸血海穴

　　先用拇指指腹按揉血海穴 3 分钟，再用艾条温和灸 10~15 分钟，以皮肤产生温热感为宜。

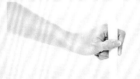

● 血海

血海穴具有祛瘀血和生新血的功能。

按摩、艾灸足三里穴

　　先用拇指指腹按揉足三里穴 3 分钟，再用艾条温和灸 10~15 分钟，以皮肤产生温热感为宜。

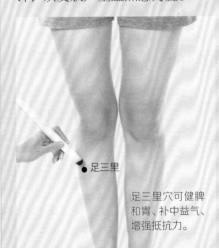

● 足三里

足三里穴可健脾和胃、补中益气、增强抵抗力。

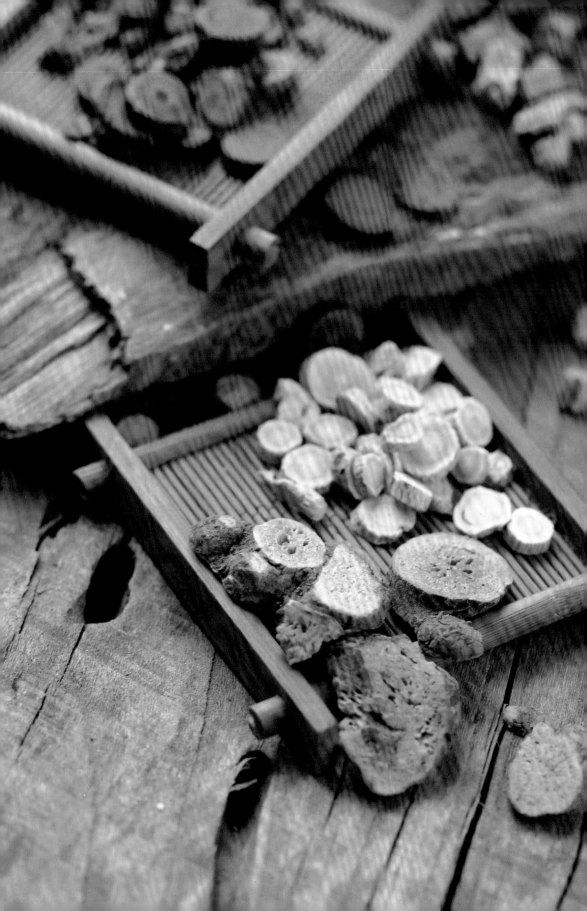

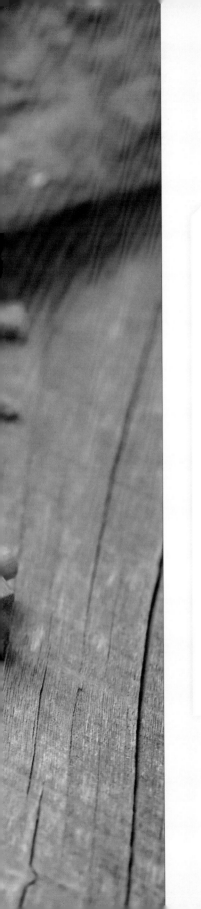

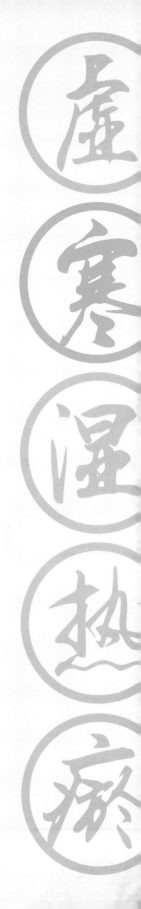

第5章

体寒的人，总是畏寒怕冷

中医认为，寒是一种阴邪，具有寒冷、凝结的特性，体寒者往往是由于寒邪入侵，使体内阳气受损。阳气减少，温煦人体的功能也就减弱，气血运行受阻，人就会产生畏寒怕冷、手脚冰冷、感冒咳嗽、呕吐腹泻等一系列症状。

生活中要积极地防寒，当感觉到受寒时，要采取正确的方法来祛寒，比如吃温热性的食物、做祛寒运动、按摩、艾灸、泡脚等。只有祛除寒邪，让身体暖起来，才能减少疾病的发生。

我是体寒吗

中医学认为，寒分内寒和外寒。外寒很容易理解，就是由人体外部因素导致，比如天气变冷，工作环境比较寒冷等，外寒相对容易预防。而内寒主要是因为阳虚所致。身体中阳气虚弱，制约阴气的能力就会下降，阴偏盛生内寒，所以人体就出现了寒的症状。

典型医案分析

女，27岁，最近两天一直腹痛腹泻，肚子摸着发凉，还会恶心呕吐，喝温热的水和热汤以及吃热食后就会有所缓解，舌苔白润，脉沉、紧弦。

这是寒凝胃肠的表现，主要是寒邪侵犯胃肠表现出来的实寒证，发病原因或是吃太多生冷食物造成的，或本身体质属于阳虚，近段时间又不注意保暖，肚腹着凉所致。主要的调理方法还要从温中散寒入手，再补足阳气。

快速判断我是哪种体寒

体寒的人常出现体内阴气过盛，寒从内生，发病的同时可见寒凝脏腑经脉的相应病变和不同症状。

6种

脏腑证候，

女性常见于寒凝胞宫，男性常见于寒凝肝脉。

寒凝心脉

胸闷胸痛，心悸气短，甚则胸痛如绞，手脚冰凉，冷汗自出，舌苔薄白。

寒邪犯肺

咳嗽、痰色稀白、口不渴、鼻塞流清涕、舌苔薄白。

寒凝胞宫

经期延长、色暗量少、小腹冷痛、苔白、脉沉紧。

老中医为你开药方

温中散寒，佐以补阳

　　寒凝胃肠者应以温中散寒，佐以补阳为治疗原则。可选用散寒的药物，代表方剂有附子理中丸。

附子理中丸

　　附子、人参、干姜、甘草、白术制成蜜丸，每次服 1 丸。用于治疗脾胃虚寒、脘腹冷痛、呕吐泄泻、手足不温等。

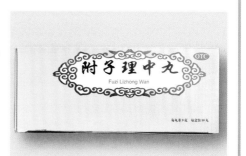

注意事项：忌食生冷食物，孕妇忌服。

寒凝肝脉

　　少腹拘急冷痛，少腹牵引睾丸坠胀冷痛，阴囊收缩引痛，受寒则甚，舌苔白滑。

寒凝胃肠

　　腹中冷痛、呃逆呕吐、食少、大便溏薄、肠鸣、舌淡苔白。多因过食生冷或脘腹受冷所致。

寒滞经脉

　　恶寒、四肢关节疼痛、关节屈伸不利、局部皮肤或有冷感、舌淡苔白。

哪些坏习惯容易造成体寒

体寒通常是由于寒邪入侵导致的，常见于冬季，但其他季节也可见，比如春季的"倒春寒"，夏季涉水淋雨，秋季早晚温差大或气温骤降等都有可能导致体寒。另外还有一些不健康的生活方式和习惯也会引起寒邪入侵。

运动过少，阳气虚衰易体寒

中医认为"动则生阳"，意思是运动可以产生阳气，阳气充足才能温煦人体。如果久坐不动或者体力活动过少，阳气就会虚衰，正气就会不足，当寒气来袭时就会被其所伤。

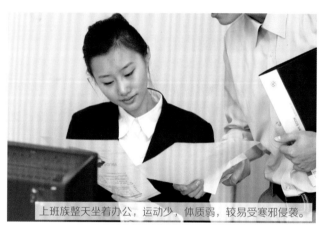

上班族整天坐着办公，运动少，体质弱，较易受寒邪侵袭。

过食生冷，损伤脾胃耗阳气

有的人喜欢吃生冷、寒凉的食物，尤其在夏天，冷饮、冰镇西瓜、雪糕几乎每天吃不停，虽然吃起来很凉爽，但是时间长了会损伤脾胃的阳气，寒由内生，出现腹泻、腹痛、呕吐的症状。

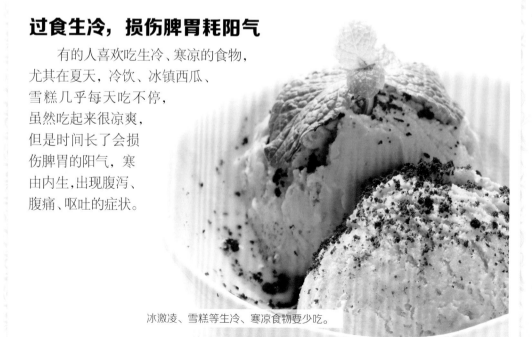

冰激凌、雪糕等生冷、寒凉食物要少吃。

过分贪凉，外寒容易侵袭

天气热时，有些人贪凉，会把空调温度调得过低，还喜欢洗冷水澡、光脚走路、露宿，有的女孩儿还会穿露脐装、低腰裤、短裤。殊不知，寒从脚起，鞋底太薄、不穿鞋都会使寒气从脚底进入身体。衣服穿得过少、过露，会使环境中的寒邪进入体内，使身体受寒。

汗出当风，寒邪乘虚而入

出汗时，全身的毛孔张开，若此时不注意保护，或者吹了冷风，寒邪就会乘虚而入。比如天气炎热时，在室外出了汗，急忙跑进空调房凉快一下，这是不对的。冬天户外运动到微微出汗时，停止运动后要尽快穿上外套，不能等热气散了再穿，否则会受寒邪侵袭。

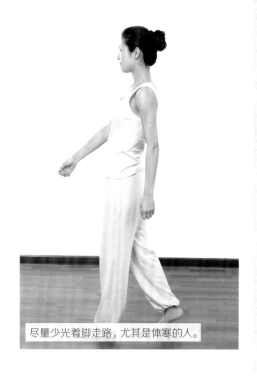

尽量少光着脚走路，尤其是体寒的人。

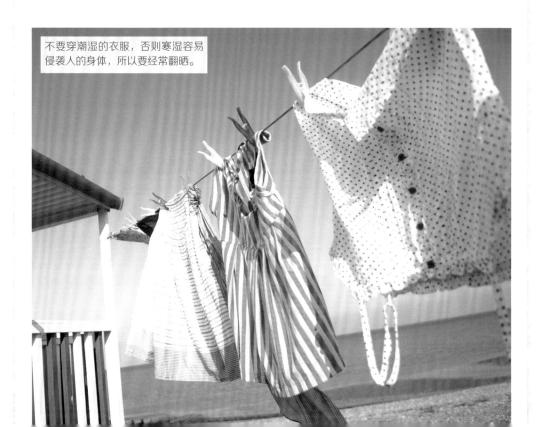

不要穿潮湿的衣服，否则寒湿容易侵袭人的身体，所以要经常翻晒。

体寒食疗方，祛寒暖胃

　　合理调整饮食，对祛除体内寒邪，提高人体耐寒能力是很有必要的，平时要多吃温性或偏热性的食物来滋补，以平衡体质，做到"寒则热之"。温性食物有活化身体机能、增加机体活力的功效，此外还能改善体内阳气不足的情况。

黑芝麻核桃山药汤

补气温阳

食材

黑芝麻、核桃仁各 10 克，
山药 20 克，
盐适量。

做法 ①黑芝麻炒香；核桃仁洗净；山药洗净，去皮，切块。②将核桃仁和山药放入砂锅中，加入适量水，大火烧开转小火煲 20 分钟，加盐调味，撒上黑芝麻即可。

功效 阳虚体寒者可常食此汤，有补中益气、温阳暖肾的功效。

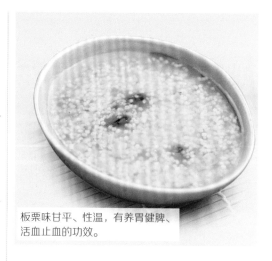

板栗味甘平、性温，有养胃健脾、活血止血的功效。

龙眼肉板栗粥

健脾补肾

食材

玉米、龙眼肉、板栗肉各 20 克，
小米 50 克，
红糖适量。

做法 ①玉米、板栗肉、小米、龙眼肉分别洗净。②锅置火上，放入玉米、板栗肉、龙眼肉、小米和适量水，大火烧开后改小火，熬煮成粥。③待粥煮熟时，放入红糖，搅拌均匀即可。

功效 此粥健脾补肾，还暖胃，体寒者食之可祛寒。

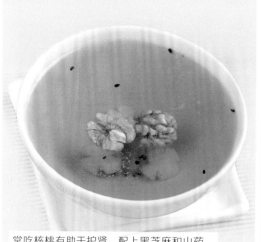

常吃核桃有助于护肾，配上黑芝麻和山药，能养血补肾。

山药羊肉粥

健脾祛寒

食材

生姜 10 克，
羊肉、大米各 100 克，山药 50 克，
盐、胡椒粉各适量。

做法 ①羊肉切拇指大小的块；生姜切丝；山药去皮，洗净，切块；大米浸泡 30 分钟。②锅置火上，放羊肉块和适量水，大火烧开后改小火，煮 1 小时。③放大米、山药块、姜丝，中火煮成粥，再放入盐、胡椒粉，继续煮 5 分钟调味即可。

功效 羊肉性热，具有很好的温补作用。脾胃虚寒者可常食羊肉粥。

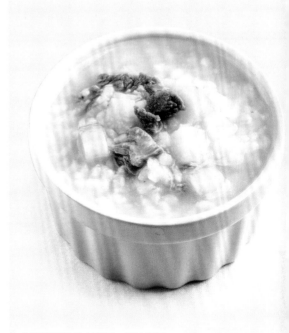

此粥能祛除体内寒气，温补阳气。

韭菜炒鸡蛋

补肾祛寒

食材

韭菜 300 克，
鸡蛋 2 个，
盐、料酒、油各适量。

做法 ①韭菜洗净沥干，切成长段备用；鸡蛋打入碗内，加料酒、盐搅拌均匀。②锅中放油烧至五六成热，倒入韭菜煸炒。③待韭菜将熟，迅速倒入鸡蛋液翻炒，待鸡蛋液凝固至熟，即可装盘上桌。

功效 此菜补肾温阳，还可祛寒，常吃可缓解手脚冰凉，还能增强身体抵抗力。

韭菜是有名的"壮阳菜"，
有温补强肾的作用。

穴位疗法，补阳祛寒暖全身

　　体寒是由于经络不通、气血运行不畅、阳气不足造成的，可选一些疏通经络、畅通气血、祛寒补阳的穴位和身体部位来刺激，比如人的背部、腹部、脚部等。

注意
艾条距离皮肤保持
3~5 厘米，以免
烫伤皮肤。

常按手三里穴，胃部不再寒

　　手三里穴（大肠经）对肠胃功能有着很好的调节作用，可以使胃肠蠕动增强，亦可对肺起到一定的保养作用。手三里穴的位置也很好找，在前臂背面的桡侧，阳溪穴与曲池穴连线上，肘横纹下2寸处。

调理肠胃

手三里

按摩手三里穴

- **按摩时间：** 3~5 分钟
- **按摩方法：** 按揉法
- **具体操作手法**

　　用拇指指腹顺时针按揉手三里穴 3~5 分钟，以产生酸、麻、胀感觉为佳。按摩此穴位可以通经活络、清热明目，缓解腰痛、肩臂痛、腹泻等。

手三里穴是强壮穴，平时常用拇指指腹按揉，每次 1~3 分钟，能增强免疫力。

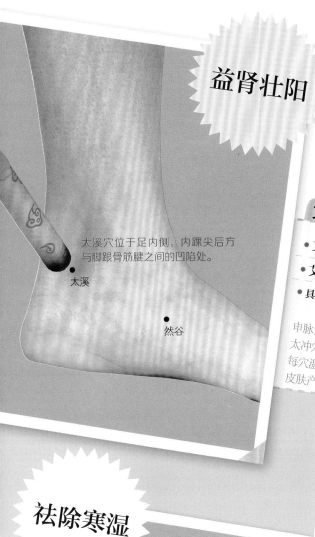

益肾壮阳

太溪穴位于足内侧，内踝尖后方与脚跟骨筋腱之间的凹陷处。

太溪

然谷

祛除寒湿

艾灸后注意保暖。

神阙

气海　关元

艾灸脚部振奋阳气

俗话说"寒从脚起"，脚处于人体最低点，离心脏最远，阳气最弱而阴气最盛，所以易受寒邪侵袭。经常用纯阳之艾火灸脚部穴位，可以振奋体内阳气。

艾灸脚部穴位

- **艾灸时间：** 10~15 分钟
- **艾灸方法：** 温和灸
- **具体操作手法**
  用艾条温和灸脚部的申脉穴、至阴穴、太溪穴、太冲穴、然谷穴、隐白穴，每穴温和灸 10~15 分钟，以皮肤产生温热感为宜。

艾灸腹部补阳祛寒

腰，上有脾胃、下有肾与膀胱，是人体左右转动的枢纽。寒邪下趋最容易侵犯的就是腰腹，所以可用回旋灸腰腹部的穴位来祛寒保暖。

艾灸腰腹部穴位

- **艾灸时间：** 10~15 分钟
- **艾灸方法：** 回旋灸
- **具体操作手法**
  用艾条回旋灸腰部和腹部的气海穴、神阙穴、关元穴、肾俞穴、大肠俞穴、膀胱俞穴等，每穴回旋灸 10~15 分钟，以皮肤产生温热感为宜。

经典药方，健脾温阳

体寒症状表现多样，治疗方法当以温中散寒为主。祛寒的中药有桂枝、麻黄、荆芥、防风、甘草、生姜等，可以选用对症方剂调理，也可用药膳进行日常调理。

麻黄汤，风寒的克星

宣肺止咳

药材

蜜麻黄 3 克，
桂枝、杏仁各 6 克，
炙甘草 3 克。

用法 水煎服，服用后温覆取微汗。见效后酌减。

主治 此方可以发汗解表、宣肺平喘，主治由外感风寒引起的恶寒发热、头身疼痛、无汗而喘、舌苔薄白。

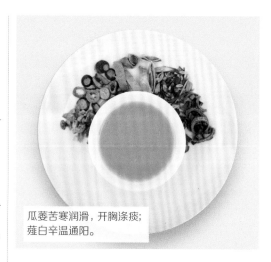

瓜蒌苦寒润滑，开胸涤痰；
薤白辛温通阳。

枳实薤白桂枝汤，可温通心阳

通阳散结

药材

枳实、桂枝、瓜蒌（捣）各 10 克，
厚朴 6 克，薤白 9 克。

用法 以水 1 升，先煮枳实、厚朴，取 400 毫升，去滓，纳诸药，煮数沸，分 3 次温服。

主治 此方可通阳散结、祛痰下气，主治胸阳不振，痰气互结之胸痹。

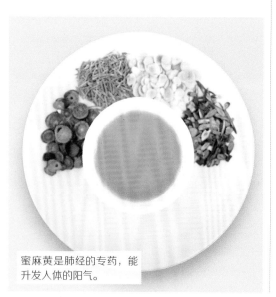

蜜麻黄是肺经的专药，能
升发人体的阳气。

小建中汤，脾胃虚寒就找它

健脾暖胃

药材

桂枝、生姜各 9 克，
炙甘草 6 克，大枣 6 颗，
炒白芍 18 克，麦芽糖 30 克。

用法 水煎取汁，兑入麦芽糖，小火加热熔化，分 2 次温服。

主治 本方以温中补虚、和里缓急为主，能柔肝理脾、温中健脾，缓解脾胃虚寒，温补脾胃阳气，主治中焦虚寒，肝脾不和证。此病表现为腹中时痛，温按痛减，心慌心跳，虚烦不宁，四肢酸楚，手足冰冷。

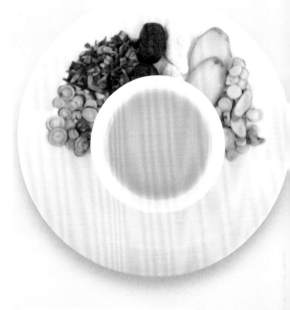

面色萎黄、短气神疲者，可加人参、黄芪、当归以补养气血。

温经汤，可治胞宫虚寒

温经散寒

药材

吴茱萸、麦冬、当归各 9 克，
白芍、川芎、人参、桂枝、阿胶、
牡丹皮、生姜、甘草、法半夏各 6 克。

用法 水煎服，阿胶烊冲。

主治 此方具有温经散寒、养血祛瘀之功效，主治冲任虚寒、瘀血阻滞证。此病表现为月经不调，或前或后，或逾期不止，或一月再行，或经停不至。

若小腹冷痛甚者，去牡丹皮、麦冬，加艾叶、干姜，或桂枝换为肉桂，以增强散寒止痛之力。

注意生活起居，让身体暖起来

体寒的人最怕降温，冬季往往是最难熬的季节。实际上，体寒的人不仅要在冬季注重保暖，在其他季节也要懂得补充体内阳气，从饮食、生活、运动等多方面入手，才能让身体真正暖起来。

敲背，振奋全身阳气

人体背部有主管一身阳气的督脉，并分布着五脏六腑腧穴的足太阳膀胱经。通过敲背，可同时锻炼这两条经脉，调整和振奋全身阳气，促进气血运行，强化脏腑功能，缓解人体手脚冰凉的情况。

具体操作方法： 双手五指并拢，握空心拳状，上下交替敲打背部，反复敲击 100 次左右。

敲背时间可选择下午 3~5 点膀胱经气血最为旺盛时。

冬病夏治，三伏天是散寒的最佳时机

所谓"冬病"，就是指到了冬季症状更为严重，夏季则症状减轻的疾病，比如慢性支气管炎、支气管哮喘、慢性咳嗽等疾病。对于此类疾病，散寒是关键。那么为什么三伏天是散寒的好时机呢？因为三伏天最热，阳气最盛，阴气最弱，此时人体内的阴寒之气处于最易化解的状态，治疗宜用中药三伏贴或药膳食疗的方式调理，祛寒效果比在冬季更好。

办公室里防受寒

夏季办公室会长时间开着空调，女性可在办公室里常备一件外套或披肩，这样即使夏季穿吊带衣服，也可以护住肩膀；在穿裙子时，还可用披肩护住腿部，尤其是膝盖，使其不致于受凉。

不要坐在空调下面，尤其不要对着空调直吹，因为冷风从背后吹到背部、腰部，对人体造成的伤害特别大。

午休时不要趴在办公桌上睡觉，因为趴在桌上时可能会露出脖子和后腰，加之睡眠时毛孔松懈，人就很容易被寒邪侵入。另外，中午可以去室外走走，让体内寒气发散出来。

泡上 1 杯艾叶茶，每次取 5~10 克艾叶，放于茶杯中浸泡 20 分钟，在办公室经常饮用有温经散寒的作用。

天气变化注意保暖，防止外寒侵袭

一年四季都有寒气，而且那些容易被人忽略的寒邪，往往是威胁健康的大敌。所以我们应该全面正确地认识寒，一年四季都要防寒。

早春时节，乍暖还寒，老幼病弱者尤其要注意保暖，此时冬天的寒气还没完全退去，突如其来的倒春寒往往会让人措手不及，人也极易受风寒侵袭。秋天是由热转冷的过渡季节，穿衣服也要循序渐进地增添，秋冻能使身体抵御寒冷的能力得到锻炼，增强防寒能力，但体弱者也要及时做好防寒保暖工作。

夏季威胁最大的寒气是来自于办公室和家里的空调、风扇。夏季穿得少，长时间待在低温的空调房里，很容易使寒湿侵入体内，平时要注意空调温度不能调太低。冬季的寒气最重，家里开空调、暖气、地暖，室内外温差太大，对人的伤害也较大，所以要时刻注意防寒保暖，丝毫不能懈怠。

经常晒太阳，泡温泉，泡脚

温暖的阳光照射在身体上，不仅可以提升身体的温度，还有提升阳气、祛寒的作用。晒太阳时，多晒晒头、背、脚等穴位多的部位，对促进人体经络气血通畅有好处。尤其是冬天，趁着天气好的时候要常晒太阳，以抵御空气中的寒凉之气。

除了晒太阳外，泡温泉也是祛寒的一个好方法，每次浸泡时间最好控制在 15~30 分钟，以免出现晕眩、乏力症状。若没有条件经常泡温泉，泡脚也可以，每晚睡前泡泡脚，能缓解僵硬酸痛的四肢，还有助于睡眠。

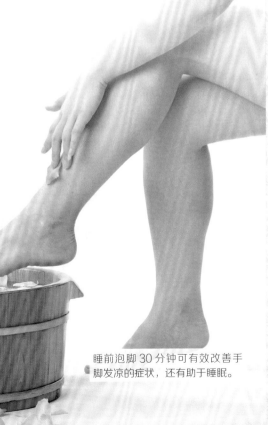

睡前泡脚 30 分钟可有效改善手脚发凉的症状，还有助于睡眠。

关节冷痛

体内有寒的人容易患关节冷痛病，关节冷痛属于中医的"痹症"范畴。痹症是指人的体表、经络因为感受了风、寒、湿等邪气，引起的以肢体关节及肌肉酸痛、麻木、沉重、僵硬，或者关节肿大、灼热等为主要症状的一类疾病。邪气不容易清除，导致关节冷痛反复发作。

典型医案分析

男，55岁，最近感觉膝关节、肘关节、肩关节冷痛，时有发酸，非常怕冷，一到变天的时候，疼痛会加剧，晚上睡觉被子得加厚。

这种症状多发于冬春阴雨季节，寒冬和潮湿是重要原因，严重者需要及时去医院治疗。平日也可采用局部热敷或按摩理疗法疏通经络、散寒温阳。日常饮食中宜多吃牛肉、羊肉、高粱、糯米、扁豆、韭菜、南瓜、蒜苗、辣椒等温热性质的食物，少吃凉性、寒性食物，少吃海鲜，少喝酒。

关节冷痛的穴位疗法

体内有寒的人关节冷痛，可用先刮痧后艾灸的方法祛寒湿。

3种
穴位疗法
祛寒湿，可根据患者疼痛部位选择性施治。

膝部冷痛常刮痧

屈膝，重点刮拭膝关节处和上下左右的穴位。首先点按双侧膝眼穴，各按5~10下，能为膝关节祛寒瘀，再从鹤顶穴上方向膝下方刮拭，然后再刮拭膝关节两侧的穴位，每穴刮拭20~30下。

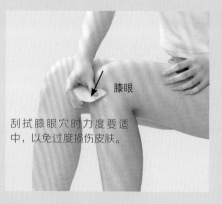

膝眼

刮拭膝眼穴时力度要适中，以免过度损伤皮肤。

家用养生

散寒活血、祛风除湿

由风寒湿导致的关节冷痛应以散寒活血、祛风除湿为治疗原则，代表食疗方有川芎白芷炖鱼头。

川芎白芷炖鱼头

川芎、白芷各 4 克，鳙鱼头 1 个，姜片、葱段、料酒、盐各适量。将所有材料放入锅中炖熟，最后加盐调味。

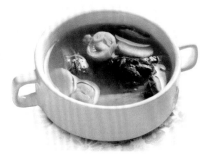

此汤可以祛风散寒、活血通络。

艾灸膝关节散寒止痛

艾灸膝关节有温阳补气、舒经通络、散寒止痛的作用，对治疗因寒湿造成的关节冷痛有很好的缓解和治疗效果。艾灸时主要以取足三阳经穴位为主。可用温和灸法，每次灸至皮肤红晕为宜。

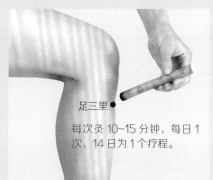

足三里●

每次灸 10~15 分钟，每日 1 次，14 日为 1 个疗程。

隔姜灸肩部缓解肩关节冷痛

肩部关节冷痛是由肩部感受风寒所致，故又名"漏肩风"。肩周部位多为阳经分布，故可取手三阳经在肩部的诸多穴位施灸，如肩井穴、肩中俞穴、曲池穴等。隔姜灸以上穴位，每次灸 3~5 壮。

姜片宜选择老姜，现切现用。

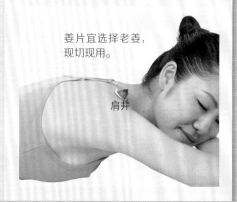

肩井

痛经

痛经是女性常见的妇科疾病症状之一，指经期前后和经期中出现小腹疼痛、坠胀，腰部酸软等症状。中医认为，女性若体内气血不足、胞宫虚寒，或寒湿侵袭、瘀血阻滞，就有可能引发子宫收缩导致痛经，治疗的关键是温经散寒、行气活血。

典型医案分析

女，18岁，平时痛经属于可接受范围，到夏天后每次月经期小腹冷痛，还伴有呕吐、腹泻、浑身乏力、精神不振等症状，严重时会面色发白、出冷汗。

这是由过食生冷、寒凉食物导致的痛经。夏天来临，该女孩贪吃冷饮，又没有很强的自制力，容易多吃，再加上天热容易食欲不佳，也很少吃热食，所以导致寒凝血瘀，气血阻滞，月经不规律，痛经加剧。饮食调理最重要的是减少寒凉、生冷食物的摄入，多食用温热食物。

痛经的穴位疗法

由寒湿侵袭导致瘀血阻滞的痛经，穴位疗法应选择按摩和艾灸。另外，痛经病因复杂，易反复，器质性病变引起的痛经艾灸效果不佳，应及时就医。

3种
穴位疗法
缓解经前、经期不适，可根据症状对症调理。

经前灸肾俞穴，经期灸气海穴

女子以血为本，但气为血帅，经血的下泄，离不开阳气的推动。因而痛经者在月经来临前，可灸肾俞穴、命门穴、腰阳关穴、八髎穴、长强穴等阳经之穴；月经来临时，如果腹痛依旧、经血排泄不畅，此时可灸气海穴、关元穴、石门穴、中极穴、三阴交穴等阴经之穴。

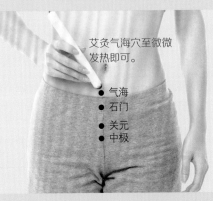

艾灸气海穴至微微发热即可。

气海
石门
关元
中极

家用养生

温经散寒、行气活血

　　寒凉入侵导致的痛经应以温经散寒、行气活血为治疗原则，代表食疗方有龙眼肉莲子八宝粥。

龙眼肉莲子八宝粥

　　赤小豆、花生仁、核桃仁、龙眼肉各 40 克，莲子 10 克，糯米 100 克，糖桂花适量。将所有材料煮成粥即可。

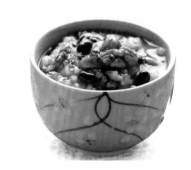

此粥能够补血益气，缓解痛经症状。

按摩合谷穴能止痛

　　痛经常呈痉挛性，子宫前为膀胱，后为大肠，所以痛经时还可掐揉手阳明大肠经合谷穴，以解子宫痉挛之痛。合谷穴是大肠经的原穴，刺激该穴还可补充大肠经上的气血。

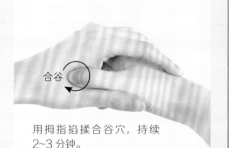

合谷

用拇指掐揉合谷穴，持续 2~3 分钟。

按摩小腹缓解疼痛

　　痛经严重者想要迅速缓解疼痛可使用暖贴或者暖手宝放在腹部，或把手掌搓热，放置在小腹上，均匀且用力适中地按摩。若是这些方法都不管用的话，可以用一些具有温宫、补肾作用的中药。

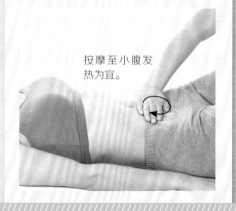

按摩至小腹发热为宜。

体寒

月经推迟

若月经周期延后 7 天以上，甚至数月以上，就称之为"月经后期"或"闭经"。女性气血若阴寒阻滞，常会有月经延后、经色暗、经量少、夹有血块、小腹冷痛、畏寒肢冷等表现；胞宫虚寒者，往往会出现月经延后、经量少、经色暗、腹痛绵绵、腰脊酸冷等表现。

典型医案分析

女，25 岁，因为工作较忙，饮食不规律，导致月经延迟，有时会两个月只来 1 次，来后经量偏少、颜色偏暗，还夹有血块，伴随着腹部冷痛、面色苍白的症状。

这是典型的阴寒阻滞、气滞血瘀导致的月经推迟。患者工作忙、压力大、精神不畅，就容易产生气滞，气滞引发血瘀，再加上饮食不规律，不注意保暖，导致外寒入体，引发小腹冷痛等症状。

月经推迟的穴位疗法

中医认为，造成月经推迟的原因有虚有实，首先要分清虚实，区别对待。虚者多因肾虚、血虚、气虚导致精血不足，冲任不充，血海不能按时溢满而经迟；实者多因血寒、气滞等导致血行不畅，冲任受阻，血海不能如期溢满，致使月经推迟。

3种
艾灸疗法

活血通经，要根据不同的发病原因，选择不同的穴位艾灸。

艾灸太阳经散寒，阳明经化湿，厥阴经解郁

阴寒阻滞、痰湿凝结胞宫、肝郁气滞这三类患者的重点是寒、湿、郁，可灸太阳经以散寒，灸阳明经以化湿，灸厥阴经以解郁。

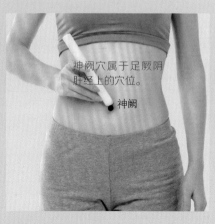

神阙穴属于足厥阴肝经上的穴位。

神阙

家用养生

活血化瘀、理气散寒

气滞血瘀、阴寒阻滞型月经延迟应以活血化瘀、理气散寒为治疗原则，代表食疗方有桃仁当归粥。

桃仁当归粥

桃仁10克，当归6克，大米100克。桃仁洗净碾碎；当归煎煮取汁。锅中放入所有材料，小火熬煮成粥即可。

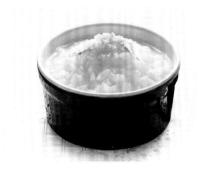

桃仁活血，孕妇不宜食用此粥。

艾灸任脉、脾经补虚祛寒

胞宫虚寒患者的重点是虚和寒，应灸任脉上的关元穴、气海穴，脾经上的公孙穴、商丘穴、三阴交穴，以补其虚。

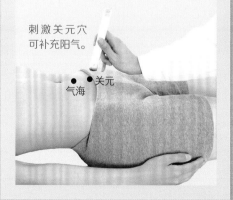

刺激关元穴可补充阳气。

气海　关元

艾灸督脉、肾经壮阳

气血亏虚类患者本质是虚，应艾灸督脉上的大椎穴、至阳穴、命门穴，肾经上的涌泉穴、太溪穴、大钟穴等，以壮其阳，促进气血循环。

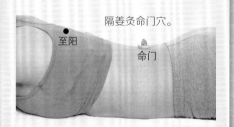

隔姜灸命门穴。

至阳　　命门

宫寒

中医所说的"宫寒"，并不只是子宫处在低温的物理状态那么简单，而是因肾阳不足、胞宫失于温煦所导致的一种疾病，包括生殖系统、内分泌系统等功能的严重低下。

典型医案分析

女，32岁，结婚几年一直想要孩子，但总是怀不上，平时月经期会小腹冷痛，还伴有月经周期延迟、白带清稀增多、腰膝酸软、性欲降低等症状。

这是宫寒所致的孕育困难，宫寒可由外来之寒邪或是人体脾肾阳虚所生之内寒停滞在女性胞宫内所致。治疗时要辨证施治，虚寒者要从调理脾肾阳虚方面着手，健脾补肾，补充人体阳气；实寒者要注意保暖，尽量避免处于寒凉之地，少吃寒凉之物，多吃温热食物。

宫寒的穴位疗法

宫寒用艾灸疗法效果最好，艾灸的纯阳之火能够祛除胞宫内的寒气，艾灸之前辅以按摩，能够达到更好的治疗效果。

4种
穴位疗法

对宫寒都有很好的调理作用，可每日1次。

艾盒灸肾俞穴

先用拇指指腹按揉肾俞穴3分钟，再用艾盒灸肾俞穴，可培补肾元、充足肾气、益气生血。

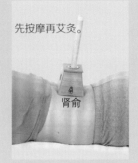

先按摩再艾灸。

肾俞

温和灸肝俞穴

用艾条温和灸肝俞穴10~15分钟，每日1次，能起到疏肝理气、降火退热、益肝明目、行气止痛的作用。

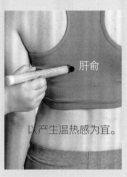

肝俞

以产生温热感为宜。

（注：图片仅为示意，艾灸时不隔衣。）

家用养生

祛寒暖宫、滋阴补血

　　宫寒调理时应以祛寒暖宫、滋阴补血为治疗原则，可用补血养血的药物做成药膳，代表食疗方有阿胶粥。

阿胶粥

　　阿胶 10 克，糯米 80 克，黄酒、红糖各适量。阿胶用黄酒浸泡化开，再和剩余材料一起煮成粥即可。

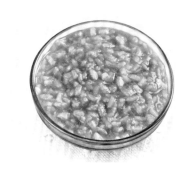

阿胶滋阴补血，与糯米同食，可缓解宫寒。

温和灸脾俞穴

　　脾俞穴是脾经的背俞穴，有益气健脾的作用。经常刺激该穴位可增强脾脏的运化功能，促进消化吸收。先用拇指指腹按摩 3 分钟，再用艾条温和灸 10~15 分钟，每日 1 次。

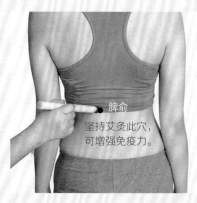

脾俞
坚持艾灸此穴，可增强免疫力。

艾盒灸关元穴

　　当身体元气虚弱时，可以通过刺激关元穴来补充元气。艾灸时可把艾条点燃放进艾盒中，灸 10~15 分钟，每日 1 次。艾灸前可先用拇指指腹按摩 3 分钟。

关元穴在腹部，较易受寒邪侵袭，引起人体元气不足，所以平时要注意腹部保暖。

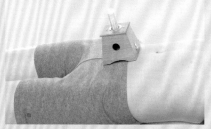

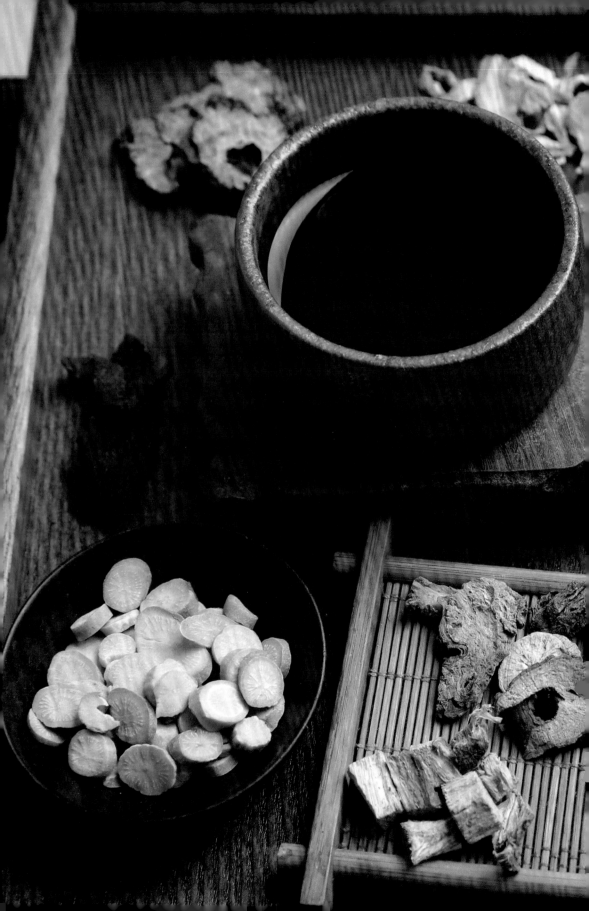

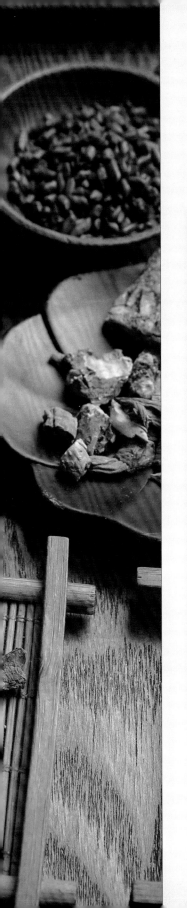
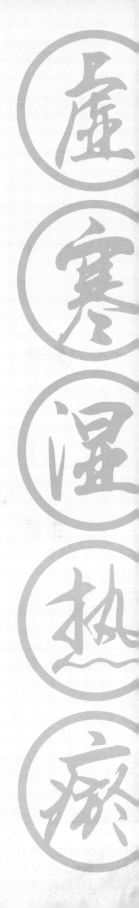

第6章

湿气重的人，
身体肥胖易水肿

中医认为，湿为百病之源。俗话说："千寒易除，一湿难祛。"湿邪容易渗透，在不知不觉中伤人，且容易和其他外邪结合，狼狈为奸，对人体的危害很大。因此生活中不仅要注意预防外感湿邪，还要积极排湿。

手机微信扫码

武博士讲痰湿

我体内湿气重吗

《黄帝内经·素问·生气通天论》中有言"因于湿，首如裹"。即湿邪缠身，则会头重如裹，身体感觉沉重、无力，易犯困，做什么事情都没有力气。湿有内外之分，跟身体多个脏腑相关，如果身体脏腑特别是脾的运化功能出了问题，就会导致体液过多，积聚在身体里，形成湿邪。

典型医案分析

男，38岁，形体肥胖、大腹便便、脸部油腻、眼泡微浮、身体水肿；经常睡不醒，醒了还是累；还伴有腹胀、食欲不振、舌体胖大、舌苔厚腻。

这是典型的痰湿体质，主要是由于体内湿邪无法代谢出去造成的。可能是吃多了肥甘厚味等油腻不易消化的食物，或者是辛辣刺激食物，或者饮食不规律，造成脾虚，无法消化吸收食物，进而导致水液失于布散而生湿酿痰。痰湿溢于脏腑，形成水肿或虚胖；溢于肌表，所以经常油光满面。

快速判断我是哪种湿

中医讲湿邪易与其他外邪结合，又分为寒湿、湿热、暑湿、风湿和痰湿等，不同类型有不同的症状表现。

5种

湿重体质

较为常见且比较好判别的是痰湿和湿热。

寒湿

面色发白、发青、发暗、发黑，四肢关节疼痛，颈肩酸痛，肩周炎，腰酸背痛，舌苔发白，畏寒肢冷，腹痛泄泻，形体水肿。

湿热

口臭，体味大，面色黄暗、油腻，舌苔、牙齿都发黄，牙龈红肿，情绪急躁，大便干结或黏滞，小便发黄、味大，身重头昏，恶心呕吐，胸闷脘痞。

老中医为你开药方

健脾祛湿

痰湿体质者应以健脾祛湿为治疗原则，可选用一些化痰燥湿的药物，代表方剂为二陈平胃散。

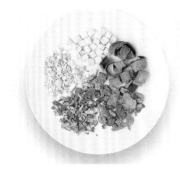

二陈平胃散

制半夏、茯苓、陈皮、甘草、制苍术、厚朴各 6 克，水煎服。

此方主治痰湿中阻，有健脾燥湿、化痰、理气和中的作用。

暑湿

头痛、心烦、口渴、身热、舌苔黄腻、身重体倦、肢体酸痛、脘痞胸闷。多发生于夏季暑湿俱盛之时，尤以南方多见。

风湿

关节红肿疼痛、发热、畸形、僵硬、有功能障碍，容易疲劳乏力，畏寒怕风，遇阴雨天气症状加重等。

痰湿

体形肥胖、腹部肥满、四肢水肿、身重如裹、容易困倦、面色淡黄、面部油腻长痘、舌体胖大、舌苔滑腻、大便不成形。

哪些坏习惯容易造成湿气重

　　"脾为生痰之源，肺为贮痰之器"，体内湿气重的根源主要在于脾和肺。湿是脾肺两虚、脾不健运的病理产物。那究竟哪些因素会导致脾肺出现问题呢？一起来看看。

好食肥甘厚腻，易生痰湿体质

　　现在有不少人每顿饭离不了肉，但俗话说"鱼生火，肉生痰"。中国人的饮食历来以五谷杂粮和蔬菜为主，已经习惯了消化五谷杂粮的脾胃，现在变成以消化肉食为主，显然要消耗脾胃更多的能量。当脾胃功能已经不能彻底将其消化、吸收、传输时，就会积聚在经脉不顺畅的部位，久而久之就易生痰湿。

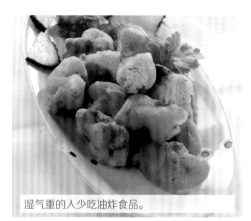

湿气重的人少吃油炸食品。

长期居住在湿气大的地方

　　湿又叫湿邪，有内湿和外湿之分。脾阳失运，湿由内生是内湿；而外湿多因气候潮湿、涉水淋雨、居处潮湿所致。夏季湿气最盛，故多湿病。

　　由于工作或其他的原因，有些人或住地潮湿，或以水为事，或淋雨涉水，时常会受到湿邪的侵袭。中医认为，湿性属水，其性阴寒，可导致体内阳气阻遏。一方面，水湿黏滞重浊，容易造成人头重如裹、身体困倦、四肢无力、胸脘满闷等；另一方面，水湿会困扰脾土，阻碍脾胃的消化吸收功能，出现食欲缺乏、大便溏泄、恶心呕吐的症状。

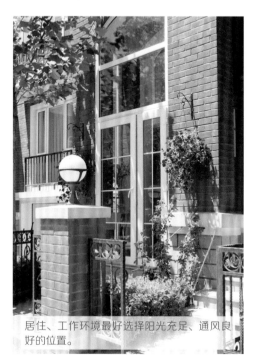

居住、工作环境最好选择阳光充足、通风良好的位置。

忧思过多，伤脾生痰

中医认为，"忧思伤脾"。思虑过多，总是处于一种忧虑、压抑的状态，就会伤脾。脾伤就会没有食欲，运化功能也就下降了，于是水湿和痰饮就产生了。所以，注重心理放松也是养生很重要的一个方面，特别是对于湿气重的人，要从多方面爱护脾脏，尽量不要给自己的脾脏增加负担。

过量吃海鲜，寒湿入侵损脾阳

脾胃作为消化器官，是食物的加工厂。根据中医理论，食物有寒、热、温、凉之分。虽说摄入过于温热的食物，也会损伤脾胃中的津液，影响脾胃的运化功能，但摄入过于寒凉的食物，对脾胃造成的伤害会更大。

许多人以为中医所说的食物寒、热、温、凉，就是指食物的温度，如有些女性在月经前和月经期，会注意不食用直接从冰箱拿出来的食物。这种做法虽然对，但是不够全面。中医所讲的食物寒、热、温、凉这四种特性是指食物本身的自然属性，是中医对食物作用于人体后发生反应的归纳与总结。

中医认为，蟹性较寒，与它烹饪、储藏、食用时的温度关系不大。经烹饪后，大闸蟹的温度即便是热的，但其仍属于寒性食物，大量食用照样会伤及脾阳。因此那些爱吃海鲜的人就要注意了，大部分的海鲜产品其性都偏寒凉，如果长期吃，吃的量又比较大，就容易造成阴寒入里，脾阳被遏。实际上我们的祖先对此早有对策，在食用寒性食物时，加一些热性的食物或祛寒的药材，如蒸螃蟹时用紫苏叶同蒸，食用时蘸一些姜汁，调料中加一点芥末，再喝少许黄酒，都是为了保护脾胃中的阳气。

食用海鲜时最好搭配热性的食物，如生姜、紫苏叶等。

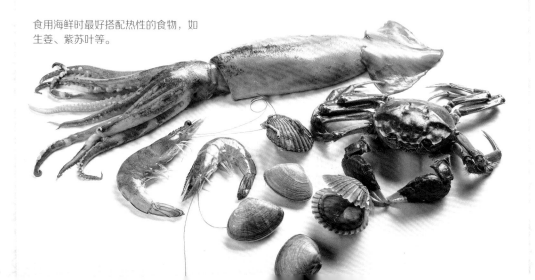

祛湿食疗方，健脾利湿

湿气重的人要少吃肥甘厚腻的食物，多吃祛湿食物，如薏苡仁、赤小豆、山药、冬瓜等可多吃。辛香之物善于走窜流通，有行气除湿之效，所以脾虚湿重者，可将葱、姜丝、蒜泥、陈皮等香料添加到食物中以促进体内气血和脾胃的运行。

薏苡仁赤小豆粥

利水祛湿

食材

薏苡仁、赤小豆各 50 克。

做法 ①薏苡仁、赤小豆洗净，用清水浸泡6~8 小时。②将泡好的薏苡仁、赤小豆放入锅中，加适量清水，大火煮沸后，转小火煮至熟烂即可。

功效 薏苡仁、赤小豆都是祛湿的佳品。此粥不仅可利水祛湿，还能清热消肿，夏季食用较好。

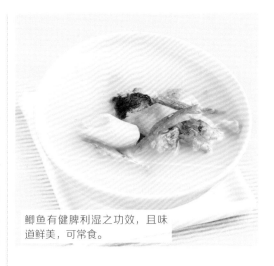

鲫鱼有健脾利湿之功效，且味道鲜美，可常食。

陈皮鲫鱼汤

健脾利湿

食材

鲫鱼 1 条，
陈皮 5 克，
料酒、白胡椒粉、姜、葱、盐各适量。

做法 ①鲫鱼切块；姜切片；葱切段；陈皮泡发，撕条。②上述材料放入砂锅中，加料酒，大火煮沸转小火煲 1 小时，再加白胡椒粉和盐调味即可。

功效 陈皮可健脾理气，鲫鱼可健脾利湿、温中和胃，两者搭配祛湿效果更好。

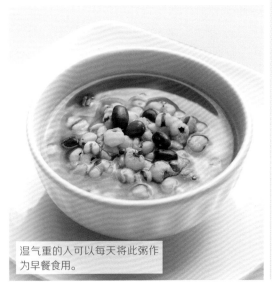

湿气重的人可以每天将此粥作为早餐食用。

蒜蓉空心菜

清热利尿

食材

大蒜 5 瓣，
空心菜 350 克，
油、葱末、盐、香油各适量。

做法 ①空心菜洗净切长段；大蒜剁成蒜末。②锅中放油烧至六成热，放入葱末和一部分蒜末炝锅，加入空心菜炒至八成熟。③加入盐、香油翻炒至入味，出锅前加入剩下的蒜末炒匀即可。

功效 此菜清热排毒，可预防夏季痢疾。

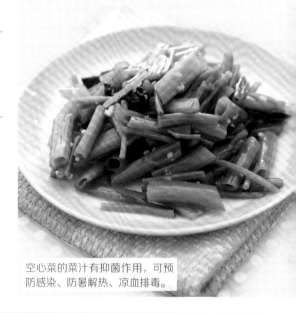

空心菜的菜汁有抑菌作用，可预防感染、防暑解热、凉血排毒。

山药冬瓜汤

健脾利湿

食材

山药 50 克，
冬瓜 150 克，
盐适量。

做法 ①山药去皮，洗净，切块；冬瓜洗净，去子，切块。②将山药块和冬瓜块一起放入砂锅中，大火煮沸后转小火煲 30 分钟，加盐调味即可。

功效 山药健脾，冬瓜利水消肿，此汤健脾利湿、消肿效果较好。

冬瓜味甘、性寒，有消热、利水、消肿的功效。

穴位疗法，利湿化痰

拔罐是祛湿较好较快的方法，凡是跟湿沾边的疾病，如痰湿、湿热、寒湿，都可以选择拔罐。拔完后，罐体内的水雾就是从身体里面散发出来的湿气。湿气重的人居家调理时首选拔罐，再配合艾灸或刮痧调理。

拔罐丰隆穴、足三里穴，可化痰通络

丰隆穴是足阳明胃经的络穴，同时又联络脾经，刺激丰隆穴可以调理脾胃。足三里穴是一个强壮身心的大穴，是足阳明胃经上的合穴，也是人体重要的保健穴位之一，古人称之为"长寿穴"，经常刺激能健脾和胃。取足三里穴时站位弯腰，同侧手虎口围住髌骨上外缘，其余四指向下，中指指尖处即是。

! 小贴士

注意
寒湿者宜先拔罐再艾灸，湿热者宜先拔罐再刮痧。

调理脾胃

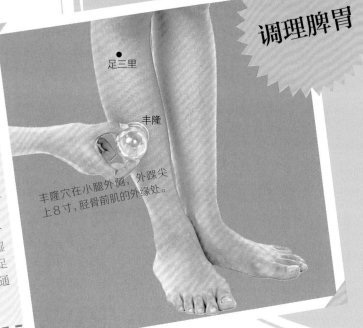

足三里

丰隆

丰隆穴在小腿外侧，外踝尖上8寸，胫骨前肌的外缘处。

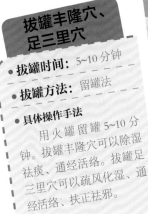

拔罐丰隆穴、足三里穴

● **拔罐时间**：5~10分钟

● **拔罐方法**：留罐法

● **具体操作手法**

用火罐留罐5~10分钟。拔罐丰隆穴可以除湿祛痰、通经活络。拔罐足三里穴可以疏风化湿、通经活络、扶正祛邪。

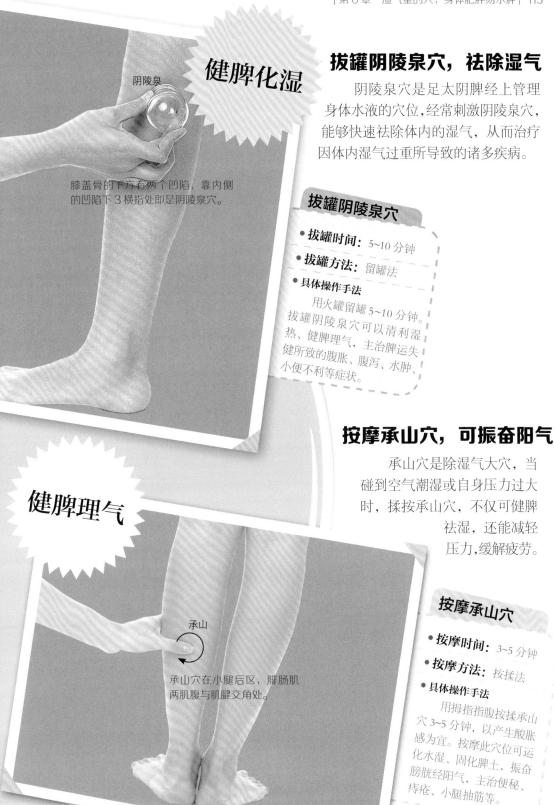

健脾化湿

阴陵泉

膝盖骨的下方有两个凹陷，靠内侧的凹陷下 3 横指处即是阴陵泉穴。

拔罐阴陵泉穴，祛除湿气

阴陵泉穴是足太阴脾经上管理身体水液的穴位，经常刺激阴陵泉穴，能够快速祛除体内的湿气，从而治疗因体内湿气过重所导致的诸多疾病。

拔罐阴陵泉穴

- **拔罐时间**：5~10 分钟
- **拔罐方法**：留罐法
- **具体操作手法**

　　用火罐留罐 5~10 分钟。拔罐阴陵泉穴可以清利湿热、健脾理气，主治脾运失健所致的腹胀、腹泻、水肿、小便不利等症状。

按摩承山穴，可振奋阳气

承山穴是除湿气大穴，当碰到空气潮湿或自身压力过大时，揉按承山穴，不仅可健脾祛湿，还能减轻压力，缓解疲劳。

健脾理气

承山

承山穴在小腿后区，腓肠肌两肌腹与肌腱交角处。

按摩承山穴

- **按摩时间**：3~5 分钟
- **按摩方法**：按揉法
- **具体操作手法**

　　用拇指指腹按揉承山穴 3~5 分钟，以产生酸胀感为宜。按摩此穴位可运化水湿、固化脾土，振奋膀胱经阳气，主治便秘、痔疮、小腿抽筋等。

经典药方，健脾除湿

湿气重的人可以根据自身湿气属性来吃对症的中药进行调理，也可吃一些加有药材的药膳或喝一些由药材泡成的茶饮。

寒湿者，可用香砂六君丸调理

温肾利水

药材

木香、砂仁、党参、炒白术、茯苓、炙甘草、陈皮、制半夏、生姜、大枣。

用法 棕色的浓缩丸；气微香，味微甜、辛。口服，1 次 12 丸，1 日 3 次。

主治 用于脾虚气滞、消化不良、嗳气食少、脘腹胀满、大便溏泄。

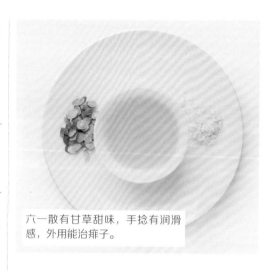

六一散有甘草甜味，手捻有润滑感，外用能治痱子。

暑湿者，就选六一散

清暑利湿

药材

滑石 600 克，甘草 100 克。

用法 为浅黄白色的粉末，调服或煎服，1 次 6 克，1 日 1~2 次。

主治 暑湿所致的发热、身倦、口渴、泄泻、小便黄少等。

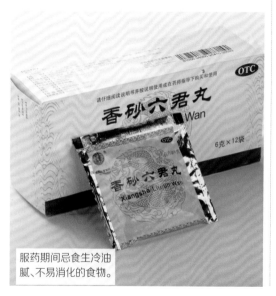

服药期间忌食生冷油腻、不易消化的食物。

湿热者，可选连朴饮

清热化湿

药材

制厚朴 6 克，川连（姜汁炒）、石菖蒲、制半夏各 3 克，香豉（炒）、焦山栀各 9 克，芦根 6 克。

用法 水煎温服。

主治 此方具有清热化湿、理气和中的作用，主治湿热蕴伏、霍乱吐利、胸脘痞闷、口渴心烦、小便短赤、舌苔黄腻。

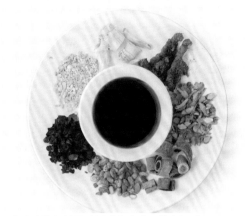

本方主治湿热霍乱以吐为主者，若腹泻重者，可加白扁豆、薏苡仁以渗湿止泻。

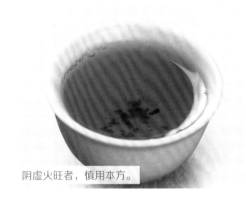

阴虚火旺者，慎用本方。

风湿者，首选桂枝附子汤

祛风除湿

药材

桂枝（去皮）10 克，附子（炮，去皮）5 克，生姜 9 克，大枣 12 颗，炙甘草 6 克。

用法 水煎温服。

主治 此方有祛风除湿、温经散寒的作用，主治风湿相搏、身体烦疼、风湿性关节炎、坐骨神经痛等。

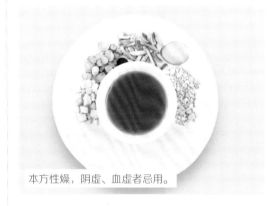

本方性燥，阴虚、血虚者忌用。

痰湿者，就用二陈汤来调理

燥湿化痰

药材

半夏、橘红各 10 克，茯苓 9 克，炙甘草 4.5 克，生姜 7 片，乌梅 1 个。

用法 水煎温服。

主治 此方有燥湿化痰、理气和中的功效，主治痰饮为患，或呕吐恶心，或头眩心悸，或心中不快，或发为寒热，或因食生冷，脾胃不和。

注意生活起居，排出湿气一身轻松

有湿气的人若不注意生活细节，就会加重湿气症状，影响日常生活与工作。起居中应注意多开窗通风、尽量避免淋雨等；也可以在室内摆放一些干燥除湿剂，或点燃檀香和藏香等。

春夏多吃姜，平时少饮酒

俗话说："冬吃萝卜夏吃姜，不找医生开药方。"生姜具有良好的祛湿作用，可暖脾胃、促发汗。夏天气候炎热，空气中湿气重，再加上人们喜欢喝冷饮、吹空调，很容易导致身体湿气重，所以可以每天喝杯生姜茶，以祛除体内湿气。

中医认为，酒性热而质湿，为湿热蕴结之品，长期过量饮酒，会使人体产生湿气。如果体内本来就有湿气，再大量饮酒的话，就会使湿气更为严重。所以，为了祛除体内湿气，最好不要喝酒，即便要喝，也要控制好量。

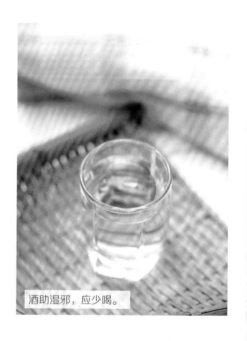

酒助湿邪，应少喝。

每晚足药浴，轻松排出体内湿气

足药浴疗法对排出体内湿气效果是很好的，中医建议体内有湿气的人，每晚用药汤泡脚，这对改善体质大有帮助。对不同属性的湿气，可以选用不同的足浴方，比如祛除风湿，可用米醋或艾叶150毫升，加入热水中泡脚，每周3次，每次15分钟；除暑湿可用藿香30~50克，水煎2次，取药汁混合后泡脚，药液以泡过脚踝为度，每周1次。

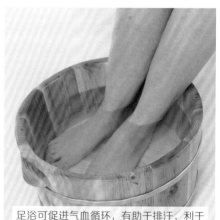

足浴可促进气血循环，有助于排汗，利于湿气的排出。

少吃甜食，多运动

痰湿体质者有一个共同的特点就是爱吃甜食，所以形体偏胖或肥胖会引起一系列疾病。中医认为，脾喜甜恶酸，肝喜酸恶甜，也就是说，脾这个器官，是很喜欢甜味的，但放任自己吃过多甜食，则会伤害到脾，这在中医上叫"滋腻碍脾"，太腻味了，消化不了，就转化为痰。此外，若再喜欢吃一些肥肉、油炸食品或喝酒，就会助湿生痰，加重痰湿症状。

痰湿体质者除了注意要少吃甜食外，还要多运动。治痰先治气，先保证气血充足，才能气血通畅，人体的津液流动起来了，痰湿阻滞的现象就会好转。运动可以调理气机，保证气血通畅，还能促进发汗，帮助湿气的排出。

多晒太阳，常洗热水澡

晒太阳能散湿气，振奋阳气，尤其是冬天的时候，阳光不烈，很适宜每天晒晒太阳，以晒到身体发热为宜。洗热水澡最好是泡浴，泡到全身发红，毛孔张开，这样有利于发散湿气，或者蒸桑拿也可以。但要记得蒸完桑拿不可以立刻去洗澡，以免水湿从张开的毛孔中进入，加重湿气。

起居防湿邪，衣物要干爽

为避免外部湿邪对人体的侵袭，日常居住的房间一定要注意防潮防湿，保持干燥，不要居住在湿气重的地下室。也要尽量避开潮湿的环境，不要在潮湿之地久留。平时应穿宽松、透气性好的衣服，不要穿潮湿未干的衣物，盖潮湿的被子。夏天最热时，也不可直接睡地板，以免地下的湿气、阴气伤身。

适当出汗，排出湿气

出汗有利于人体新陈代谢，对排出体内湿气有好处，但出汗除湿应有度，不能过度追求多出汗的效果，因为一旦出汗过多，反而会损伤人体元气。出汗后，应注意及时补充水分，擦干身体，并换上干爽衣物，以免外邪入侵。

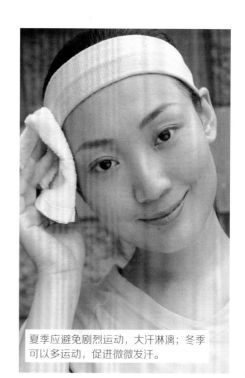

夏季应避免剧烈运动，大汗淋漓；冬季可以多运动，促进微微发汗。

湿气重易患疾病

风湿性关节炎

风湿性关节炎临床上主要表现为关节和肌肉游走性酸楚、疼痛，可出现急性发热，受累关节多为膝、踝、肩、肘、腕等部位。风湿性关节炎患者多为阴阳气血不足，故风、寒湿之邪容易乘虚侵袭，导致气血痹阻而发病，所以在冬季寒冷、潮湿的环境下更易诱发疾病，加重症状。

典型医案分析

男，55岁，膝关节红肿、疼痛难忍，遇到冷天、雨天疼痛会加重，伴有全身酸痛、烦躁、食欲缺乏的症状，有时还会心悸、气促、心前区疼痛。

这是风湿性关节炎的典型症状，可能和长期身处寒湿环境有关，风寒湿邪乘虚而入、气血经络不通、关节痹阻。此种情况调理时可以饮药酒舒筋活血，还要注意清淡饮食，汤、粥是很好的选择。生活中要注意保暖，远离寒凉湿冷之地。睡前和早晨醒来，可以活动活动筋骨，做做健身操。

风湿性关节炎的穴位疗法

在夏季采用温阳化湿、补益肝肾的方法积极调治，可以减轻关节疼痛、保护关节功能，对风湿性关节炎具有积极作用。

2种

缓解疼痛疗法

简单方便，适合居家治疗。

利用三伏天，敷贴疼痛关节处

穴位敷贴对关节痛证具有独特疗效。利用人体在三伏天阳气易达于表、毛孔开放、血流加速的特点，选用辛温祛寒、宣痹通络、益气补肾类中药粉末或膏药贴敷关节部穴位，既能除寒湿、祛瘀通脉，还能益气养血、补肾壮骨，增强机体免疫力。

白芥子粉：白芥子60克，微炒捣碎，与葱、生姜各30克共捣成茸，外敷关节痛处致发热为宜。可散寒、化痰、止痛，在三伏天贴敷，可减轻冬天遇寒疼痛的症状。

家用养生

舒筋活血、祛湿止痛

　　风湿性关节炎应以舒筋活血、祛湿止痛为治疗原则，可喝对症治疗的药酒，代表药酒有竹黄酒。

竹黄酒

　　竹黄 50 克，白酒 500 毫升。将两者共置入干净带盖的容器中，密封浸泡 7 日。每日 1 次，每次 15~20 毫升。

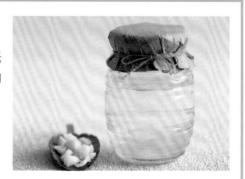

竹黄酒可以祛风通络、温中止痛。

隔姜灸膻中穴、中脘穴、足三里穴

　　隔姜灸能行气活血、疏风散寒。坚持艾灸，疼痛会趋于消失，关节红肿也会得到改善。穴位分两组：膻中穴、中脘穴、足三里穴为一组；膈俞穴、肝俞穴、脾俞穴、命门穴为一组。将艾炷置于上述穴位上，中间隔姜片。每次灸 4 壮，两组穴位交替使用，每日灸 1 组穴位，50 次为 1 个疗程，每个疗程结束后停止 10~15 天继续下 1 个疗程。

用牙签或针在姜片中间扎数个小孔，可加强治疗效果。

若施灸过程中不慎灼伤皮肤，致皮肤起透明发亮的水疱，要涂抹药膏防止感染。

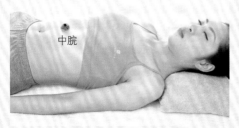

中脘

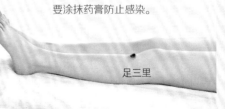

足三里

湿气重易患疾病

气管炎

湿气重的人很容易患气管炎、慢性咽炎、支气管哮喘等病，经常会咳吐出有形之痰。因为按照五行相生的原理，脾土生肺金，正常情况下脾化生的精微物质可以使肺气得到补充。但是因脾虚不运而产生痰湿时，也最容易送到肺，故有"脾为生痰之源，肺为贮痰之器"的说法。

典型医案分析

男，52岁，多年烟龄，一直都有气管炎，每逢天气变化，咳嗽、喘息会加重，还有发热、头痛、痰多、全身不适等伴随症状。

这是由于湿寒造成的气管炎病情加重，患者生活在湿气重的地方，天气变冷，湿寒一起袭来，早晚反复咳嗽。治疗时要先止咳平喘、祛痰，再调理体内湿寒。平时要注意保暖，尽量少抽烟，多运动，增强身体抵抗力。

气管炎的穴位疗法

针对气管炎的调理，可用艾灸疗法以祛除寒湿，若痰湿化热，可加刮痧疗法以清热。

3种
穴位疗法

能祛寒除湿、清热化痰、理气通肺。

体内有寒用艾灸

如果咳吐出的痰清稀且有咸味，患者还怕冷、口淡不渴，说明体内寒湿较重。要想温化寒痰，就要对肺俞穴、脾俞穴、肾俞穴、足三里穴、丰隆穴进行艾灸治疗。

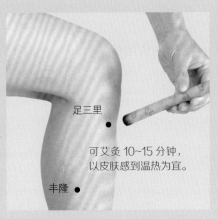

足三里

可艾灸 10~15 分钟，
以皮肤感到温热为宜。

丰隆

家用养生

止咳平喘、化痰除湿

　　寒湿型气管炎应以止咳平喘、化痰除湿为治疗原则，可吃些甘草等化痰止咳，代表食疗方有甘麦大枣粥。

甘麦大枣粥

　　甘草5克，小麦20克，大米50克，大枣适量。将甘草煎煮，去渣取汁，和剩余材料一起煮成粥即可。

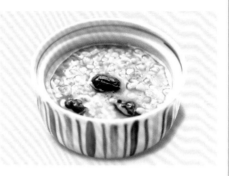

甘草含有镇咳的成分，是健脾祛痰、止咳平喘的良药。

体内偏热用刮痧

　　体内偏热者可以对下列穴位进行刮痧：背部肺俞穴、脾俞穴；腹部上脘穴至中脘穴；上肢肺经列缺穴至太渊穴；下肢胃经足三里穴至丰隆穴，脾经阴陵泉穴至三阴交穴。

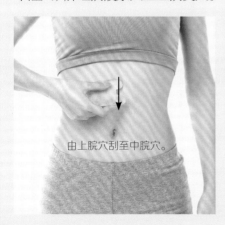

由上脘穴刮至中脘穴。

按摩足部反射区

　　气管炎患者可以按摩足部的肺、支气管、气管、咽喉、心等反射区，每次按揉3~5分钟，可以调整器官功能的状态。

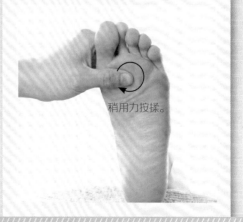

稍用力按揉。

湿气重易患疾病

湿疹

湿疹是由多种因素引起的一种具有多形性皮损和有渗出倾向的皮肤炎症反应。其临床表现具有对称性、渗出性、瘙痒性、多形性和复发性等特点。湿疹的发作常常与气候环境变化、化学物质、过度的精神紧张、生活节奏过快等关系较为密切。

典型医案分析

女，38岁，身上皮肤出现干燥、瘙痒、红斑，刚开始以为是过敏，治疗月余，后来未见效果，皮肤还出现了破损、水疱、糜烂等症状。

这是湿疹的表现，湿疹有急性和慢性之分，显然这种情况属于慢性。

发生湿疹后应尽量找出发病原因，然后从根源上杜绝不良因素。饮食上宜多吃一些清热利湿的食物，如薏苡仁、绿豆、赤小豆、冬瓜、黄瓜、芹菜、白菜等。

湿疹的穴位疗法

中医将湿疹称之为"湿毒疮"或"湿气疮"，为外感风湿等病邪或脾虚湿困等所致，故穴位调理时可从这两方面着手。

2种
穴位疗法

内外同治，快速缓解不适症状。

艾灸阿是穴，温经活血

艾灸可以有效地排出体内毒素、清热利湿、养血、祛风止痒。但皮肤湿疹、红肿、热痛的患者不宜进行艾灸疗法。此类患者可取病变发生部位的阿是穴进行艾灸，以温经活血、疏风通络，从而控制病情的发展和蔓延。

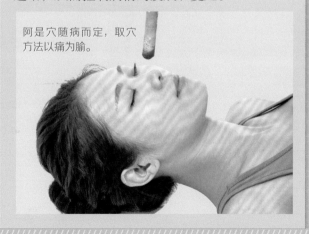

阿是穴随病而定，取穴方法以痛为腧。

家用养生

清热利湿、止痒解毒

　　湿疹调理应以清热利湿、止痒解毒为治疗原则，可外用止痒膏药，内食清热利湿之品，代表食疗方有海带冬瓜粥。

海带冬瓜粥

　　海带丝 50 克，冬瓜块 150 克，大米 100 克，盐适量。锅中放入所有材料煮成粥，再加盐调味即可。

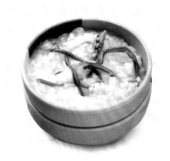

冬瓜清热利水，海带含有大量的碘，一同食用有助于排出体内毒素，缓解炎症。

艾灸脾俞穴、肺俞穴，根除病源

　　湿疹之症，虽病发于皮肤，其根在脾肺，所以还可取肺俞穴、脾俞穴等，调理主管肌肤的各自内脏机能。然后，可配以足太阴脾经、足阳明胃经的足三里穴、血海穴等健脾化湿、益气养血、滋润肌肤。

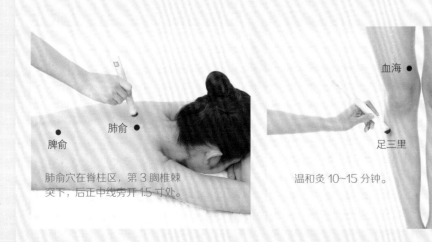

脾俞　肺俞

血海

足三里

肺俞穴在脊柱区，第 3 胸椎棘突下，后正中线旁开 1.5 寸处。

温和灸 10~15 分钟。

湿气重易患疾病

湿热型便秘

身体有湿的常见症状之一就是大便不成形，容易粘在马桶上，而且不易擦净。但实际上，体内有湿热，便秘也是常见的症状之一，这种便秘较难治疗，治疗原则是除湿清热、健脾养胃、清肠润肠。

典型医案分析

女，36岁，平日有大便黏腻不成形，腹胀厌食，小便短赤，伴有呕吐，身目发黄或寒热往来，脸部油腻、有粉刺，经常口渴，口苦纳呆等症状。

这是湿热型便秘，多是由于不良饮食习惯和所处湿热环境所致。脾主运化，体内一旦湿重，就会影响脾的运化功能，造成脾弱，再加上热，人就会得病。湿热者要改变生活不良习惯，运用饮食、穴位、中药等疗法进行综合治疗。

湿热型便秘的穴位疗法

湿热型便秘在湿气重的人中比较常见，此种情况除了饮食上清热除湿外，刺激穴位也可以起到辅助调理作用。

3种
按摩方法
要每日坚持，有助于清热排湿。

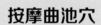

按摩曲池穴

用拇指指腹按揉曲池穴，刚开始会感到很酸痛，慢慢地酸痛感减轻，便秘也会随后减轻。按摩曲池穴还可以帮助身体排毒，并且还具有减肥的功效。

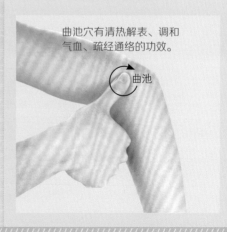

曲池穴有清热解表、调和气血、疏经通络的功效。

曲池

家用养生

清热利湿、润肠养胃

湿热型便秘应以清热利湿、润肠养胃为治疗原则，可选择一些中药做成药膳，代表食疗方有芦笋薏苡仁粥。

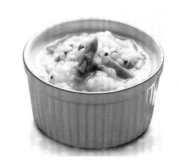

芦笋薏苡仁粥

芦笋段 40 克，薏苡仁、大米各 50 克，盐适量。薏苡仁提前浸泡 6~8 小时，锅中放入所有材料煮熟即可。

薏苡仁有清热利水的功效，能排出体内湿气；芦笋含有膳食纤维，能改善便秘。

按摩天枢穴

刺激天枢穴可以改善肠腑功能，消除或减轻因肠道功能失常而导致的各种症状。按摩天枢穴能够促进肠道蠕动、增强胃动力，缓解便秘、腹胀、肠鸣等。

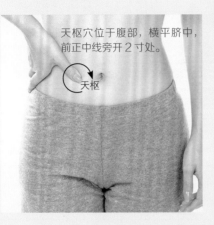

天枢穴位于腹部，横平脐中，前正中线旁开 2 寸处。

按摩足三里穴

如果身体出现了消化不良、便秘、腹泻、胃痛、胃胀、恶心想吐、水肿以及心悸气短等，可以刺激足三里穴。足三里穴有调理脾胃、补中益气等作用。

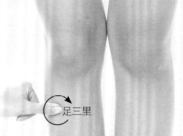

每天按摩足三里穴 3~5 分钟，长期坚持，疗效更好。

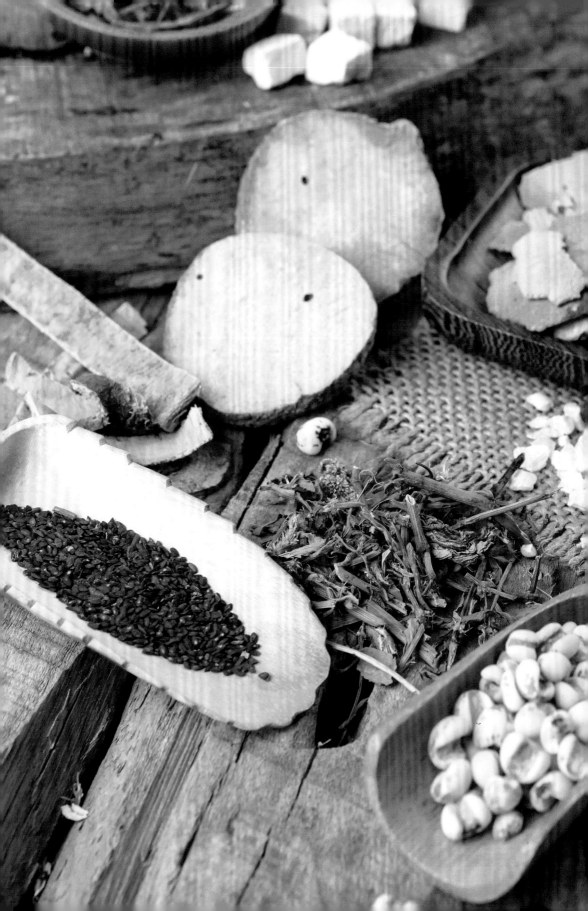

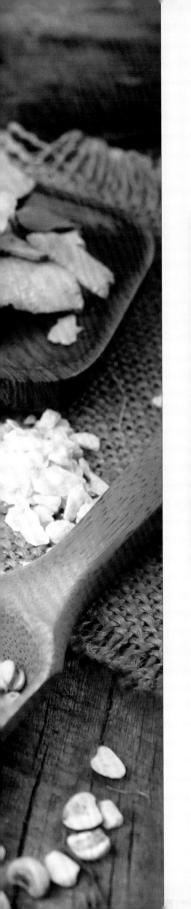

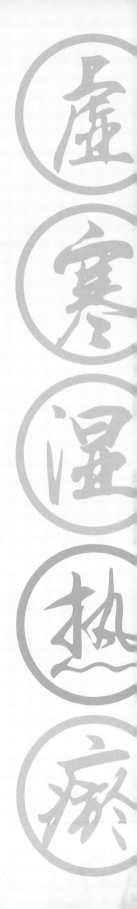

第**7**章

体热的人，
烦躁上火易便秘

　　体热，通俗讲就是上火了，体内有火会灼伤津液，人就会出现口渴、喉咙痛、眼涩、大便干等症状。这时候就需要通过清热来调理。热往往喜欢与湿相勾结，时间久了，就会形成湿热体质。

手机微信扫码　武博士讲体热

体热 我体内有热吗

人体内阳气过盛，内环境就会偏热，堆积不泄，容易形成火。火会消耗人体的水液，使人体出现某些热性的症状。体内有热的人较为显著的特点是喜冷怕热。常见症状有咽喉肿痛、口腔溃疡、眼睛干涩、大便干燥、阴囊潮湿、白带发黄等。

典型医案分析

男，38岁，最近一段时间感觉体内总有股火，烧得眼睛赤痛，而且经常脾气暴躁，容易发火，赶上工作压力大，需要熬夜加班时，还会有头晕、头痛、耳鸣的症状，而且还容易失眠多梦。

这是典型的肝火旺的表现，该患者熬夜、工作压力大，都是导致肝火旺的原因。火有外火和内火两种病因。外火是指饮食过于油腻、辛辣，或情绪起伏大、生闷气等；内火是指体内气血、津液及脏腑功能失调。

快速判断我属于哪种热

在中医理论中，火有虚实之分、脏腑之分，每个脏腑都可能会有虚火或实火，所表现出来的症状也是不一样的。

5种

体热证型

表现出不同症状，治疗时要注意辨证施治。

肝火旺

目赤肿痛或目涩、烦躁易怒、胁肋部疼痛、头晕胀痛、血压上升、耳鸣耳聋、口干口苦、舌燥咽干、失眠多梦、月经提前、咯血、吐血、鼻出血、小便短赤、大便干结等。

心火旺

舌尖红或舌红少津、失眠多梦、五心烦热、午后潮热、两颧潮红、盗汗、口渴、口苦或口干、小便短赤、大便干、吐血、鼻出血等。

老中医为你开药方

清肝泻火，佐以滋阴

　　肝火旺的人不管是实热还是虚热，以清肝泻火，佐以滋阴为治疗原则，代表方剂为龙胆泻肝汤。

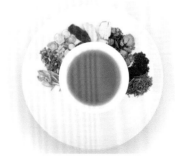

龙胆泻肝汤

　　龙胆草、木通、柴胡、甘草各 6 克，黄芩、栀子、生地黄、车前子各 9 克，泽泻 12克，当归 3 克。水煎服。

也可制成丸剂，每次服6~9克，每日 2 次。

肺热

　　发热，恶寒，鼻塞流黄涕，咳黄痰或干咳无痰、少痰，唇、舌、咽、鼻、皮肤干燥，胸痛，咯血，五心烦热，潮热盗汗，大便干燥，面部有痤疮等。

胃热

　　舌红苔黄、口臭、嘴角长痘、口腔溃疡、齿痛龈肿、大便干燥、口渴喜饮、腹胀、腹痛、嗳酸气、小便短赤等。多因胃受热邪侵袭，或过食辛温香燥、嗜酒、嗜食辛辣食物等引起胃火。

肠火盛

　　腹痛下痢、里急后重、大便带血、暴注下泻、肛门灼热、大便秘结或溏滞不爽、小便短赤、纳呆呕恶、胸脘满闷、舌苔黄腻等。

哪些原因会造成体热

体热多因嗜食辛辣厚味，或感受湿邪、暑气，或寒邪化热，或气郁化火，或积滞化热而形成的。

先天阳盛是主因

中医理论中有"阴"和"阳"的概念。"阴"是指有形的、冷的、暗的、静的东西，具体到人体，就是血、精、津等。而"阳"是指无形的、热的、明亮的、动的东西，具体到身体，则是器官、组织的功能，也被称为"阳气"。

火属阳，是一种有形无迹的热力，具有急、烈、炎、热的特性。《温热经纬》中记载的"火之为病，其害甚大，土遇之而焦，金遇之而熔，木遇之而焚，水不能胜则涸，故《易》曰，燥万物者，莫熯乎火"，已充分说明火的特性。根据"火曰炎上"来看，火具有的温热、向上、升腾的抽象特点，也是它有助于人体新陈代谢的最大原因。人体的脉、五脏的心、五官的舌、形态的笑、情志的喜也都属于火；生理功能所表现的正常体温和热力也属火；《黄帝内经》中说"南方生热，热生火，火生苦，苦生心"，病理过程所反映的亢进现象也属火。大多数体内有热的人都是先天阳盛所致。

常食辛辣燥热食物，等于火上浇油

肝火旺盛时一定要注意避免食用辛辣的食物，因为辛辣的食物容易助长体内火热，使上火症状更加严重，不利于病情的恢复。辣椒、姜、茴香、花椒、大蒜、胡椒、桂皮等都属于辛辣燥热的食物，体热者应少吃或不吃。

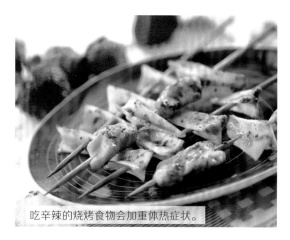
吃辛辣的烧烤食物会加重体热症状。

补品吃太多，慢慢变体热

食用过多的肉类、过浓的牛奶、过甜的饮料、过多的坚果零食等都相当于给身体进补，食物过于精良也等于进补，进补过度就容易导致身体上火。

饮食要根据个人的体质、气候和季节来做相应的调整。本身体质偏热的人，就不适合吃一些热性的食物了。同样，在炎热的夏天，人本来就容易上火，这时候就适宜吃一些性平或者凉性的食物。

另外，食物的烹调方法也会对食物性质有所影响，油炸、煎烤，吸收了油和火的食物，吃多了都容易导致体内环境偏热，应该尽量少吃或不吃。

热证有虚实，补泻需分清

中医认为，内热可分为虚、实两类，实热多源于阳气有余，或邪郁化火等，其病势较急，病程较短，胃肠、心、肝胆多实火，表现出牙龈疼痛、咽喉干痛、口舌生疮、口渴口苦、大便干结等症状，多见于青壮年；虚热多源于精亏血少，阴虚阳亢，虚火上炎，其病势较缓，病程较长，多表现为肺、肾阴虚，出现燥热、盗汗、口热干燥不欲饮、心烦、失眠、耳鸣、头晕等症状，多见于老年人及慢性消耗性疾病者。总体治疗原则是实火宜泻，虚火宜补。

辨别内火中的实火与虚火不能简单化，具体到某一个人的实际情况更为复杂。比如有的人也许饮食不消化造成积滞，郁而化火，但是他的身体素来虚弱，这就是虚实夹杂的一种情况；反之，有的人也

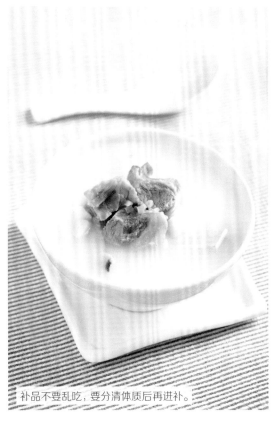

补品不要乱吃，要分清体质后再进补。

许几天未休息好，过度疲劳，阴虚火旺，但是他的身体素来强壮，这也是虚实夹杂，这时治疗要补泻兼施。由此可见，对于上火，切不可不管内火外火、虚火实火，统统投以清泻降火之剂，需要分清证型再对症调理。

体热食疗方，清热降火

实热者无须进补，不宜吃人参、鹿茸等大温大补之品，也不宜常用羊肉等温热性稍重的食物做主料的膳食，可以吃绿豆、芦笋、青蒿、黄瓜、苦瓜等一些清热的食物。

青蒿粥

清热滋阴

食材

大米 100 克，
鲜青蒿 50 克（干品 30 克），
白糖适量。

做法 ①鲜青蒿洗净，切段；大米淘洗干净。②将大米和青蒿段放入锅中，加适量水同煮，大火烧开后，改用小火慢煮。③待粥熟后，加白糖搅拌均匀即可。

功效 此粥清热滋阴、凉血解暑，适合体热者食用。

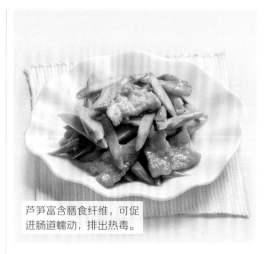

芦笋富含膳食纤维，可促进肠道蠕动，排出热毒。

芦笋炒肉片

清热利尿

食材

猪瘦肉 200 克，
芦笋 100 克，
油、盐各适量。

做法 ①将芦笋洗净，切片；猪瘦肉洗净切片。②锅置火上，放入油，烧至五成热时下入肉片煸炒，再加入芦笋，翻炒几次，出锅前加盐调味即可。

功效 此菜具有清热利尿、排毒的功效，同时还可增强机体免疫力。

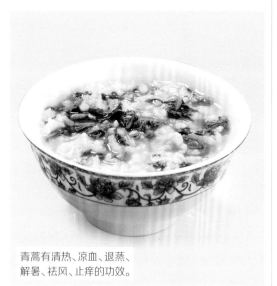

青蒿有清热、凉血、退蒸、解暑、祛风、止痒的功效。

清炒苦瓜

清热除烦

食材

苦瓜 200 克，
油、盐、白醋、生抽各适量。

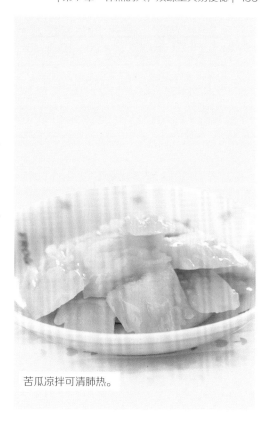

做法 ①将苦瓜洗净，去瓤，切成片，撒上少许盐，在清水中浸泡 15 分钟，以去除苦味。②油锅烧热，放入苦瓜略翻炒，加入白醋、生抽、盐继续炒至熟即可。

功效 苦瓜性寒凉，具有清热除烦、养肝滋润的功效。可辅助治疗毒火上涌引起的口舌疮、咽干、咽痛、疔肿等。

苦瓜凉拌可清肺热。

绿豆汤

清热解毒

食材

绿豆 250 克，
冰糖适量。

做法 ①先将绿豆用清水浸泡 3 小时，然后洗净备用。②锅中放入绿豆和适量水，煮 10 分钟微微开花变成绿豆汤，再煮 20~30 分钟成绿豆沙，可根据个人口味自行选择，绿豆煮好后加冰糖略煮调味即可。

功效 绿豆性寒味甘，主要功效是清热解毒，夏天高温出汗后，喝上一碗绿豆汤，可以清热解暑。

绿豆有解毒的作用，正在服药的人群不宜饮用。

穴位疗法，清热排毒

要清体热，按摩和刮痧是很合适的居家调理方法。通过按摩和刮痧刺激经络穴位，经络通了，人体化生津液的功能提升了，阴阳就平和了。

去肝火穴位方

按摩太冲穴

太冲穴是肝经的输穴、原穴，负责调控肝经的总体气血。"太"是大，"冲"是指气血冲射的状态，"太冲"是指这个穴位内的水湿风气在这里向上冲行。这个穴位所接纳的是行间穴传来的水湿风气，到达这里之后，吸收热量，以膨胀之气冲出穴外，所以被称作"太冲"。

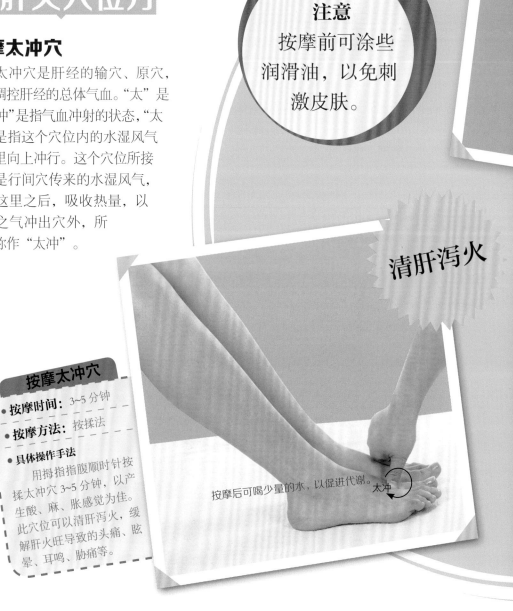

！小贴士

注意
按摩前可涂些润滑油，以免刺激皮肤。

清肝泻火

按摩太冲穴

- **按摩时间：** 3~5分钟
- **按摩方法：** 按揉法
- **具体操作手法**
　　用拇指指腹顺时针按揉太冲穴3~5分钟，以产生酸、麻、胀感觉为佳。此穴位可以清肝泻火，缓解肝火旺导致的头痛、眩晕、耳鸣、胁痛等。

按摩后可喝少量的水，以促进代谢。太冲

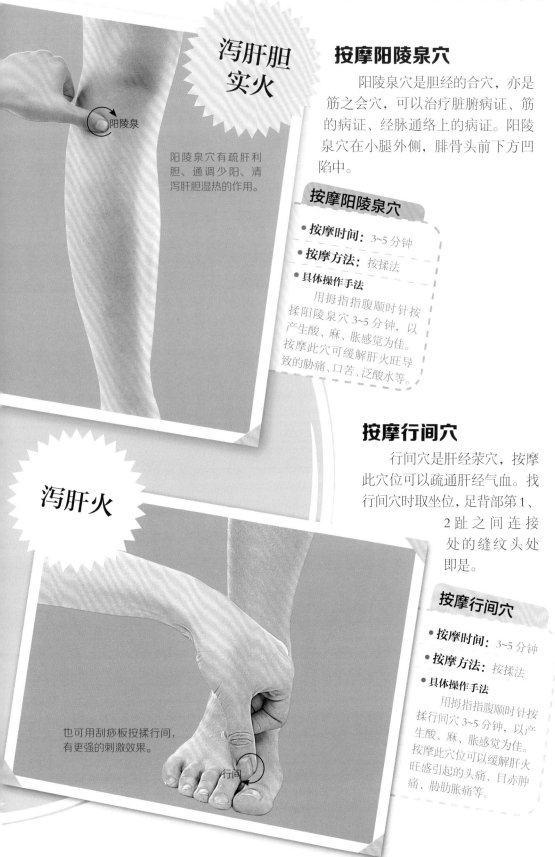

泻肝胆实火

阳陵泉

阳陵泉穴有疏肝利胆、通调少阳、清泻肝胆湿热的作用。

泻肝火

也可用刮痧板按揉行间，有更强的刺激效果。

行间

按摩阳陵泉穴

阳陵泉穴是胆经的合穴，亦是筋之会穴，可以治疗脏腑病证、筋的病证、经脉通络上的病证。阳陵泉穴在小腿外侧，腓骨头前下方凹陷中。

按摩阳陵泉穴

- **按摩时间：** 3~5 分钟
- **按摩方法：** 按揉法
- **具体操作手法**

用拇指指腹顺时针按揉阳陵泉穴 3~5 分钟，以产生酸、麻、胀感觉为佳。按摩此穴可缓解肝火旺导致的胁痛、口苦、泛酸水等。

按摩行间穴

行间穴是肝经荥穴，按摩此穴位可以疏通肝经气血。找行间穴时取坐位，足背部第 1、2 趾之间连接处的缝纹头处即是。

按摩行间穴

- **按摩时间：** 3~5 分钟
- **按摩方法：** 按揉法
- **具体操作手法**

用拇指指腹顺时针按揉行间穴 3~5 分钟，以产生酸、麻、胀感觉为佳。按摩此穴位可以缓解肝火旺盛引起的头痛、目赤肿痛、胁肋胀痛等。

去心火穴位方

按摩神门穴

　　神，是指心神；门，出入的门户。心藏神，主神明，该穴是心经的输穴，也是原穴，是神气出入的门户，也是心经之动力源泉。神门穴五行属火，因此心经有火、心火旺盛的人点按此穴，可以起到很好的清火作用。神门穴在腕前区，腕掌侧远端横纹尺侧端，尺侧腕屈肌腱的桡侧缘处。

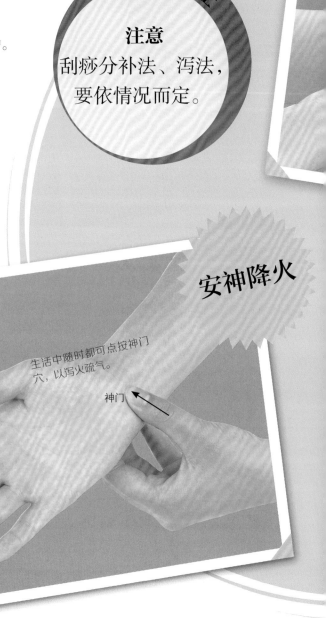

小贴士

注意
刮痧分补法、泻法，
要依情况而定。

安神降火

生活中随时都可点按神门穴，以泻火疏气。

神门

按摩神门穴

● **按摩时间：** 3~5 分钟

● **按摩方法：** 点按法

● **具体操作手法**
　　用拇指指腹点按神门穴，力度先轻后重，有节奏地点按 2~3 分钟，然后再轻揉 2~3 分钟，以产生酸、麻、胀感觉为佳。按摩此穴位可以清心调气、宁心安神，缓解心火旺盛引起的心悸、惊悸、失眠、健忘等。

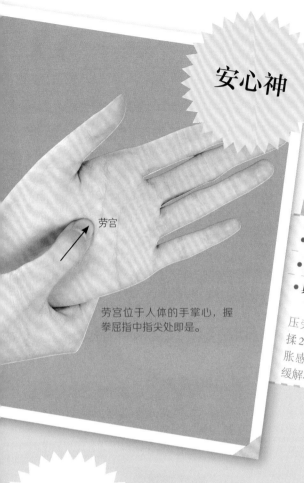

安心神

劳宫位于人体的手掌心，握拳屈指中指尖处即是。

按摩劳宫穴

劳宫穴是手厥阴心包经的荥穴，心包经的作用是保护心脏，荥穴则代表脉气从此处开始增强，因此刺激劳宫穴可减少外邪对心脏的伤害，从而泻心火。

按摩劳宫穴

- **按摩时间**：3~5 分钟
- **按摩方法**：按压法
- **具体操作手法**

用拇指指端稍用力按压劳宫穴 3~5 分钟，再按揉 2~3 分钟，以产生酸、麻、胀感觉为佳。按摩此穴可缓解心绞痛、手指麻木等。

泻心火

刮痧后要及时添衣，注意保暖。

刮心经、心包经

手少阴心经循环于人体的手臂内侧，在心经的循行位置上刮痧可直接泻心火。手厥阴心包经也行走于手臂内侧，可缓解与心脏有关的不适症状。

刮痧心经、心包经

- **刮痧时间**：3~5 分钟
- **刮痧方法**：平刮法
- **具体操作手法**

用刮痧板蘸取少量刮痧油，从肩膀内侧开始向下刮至腕横纹处，在肘横纹处停留，重点刮拭尺泽穴、曲泽穴、少海穴和内关穴。

去肺热穴位方

按摩鱼际穴

  中医认为，肺开窍于鼻，鼻子冒火咽干，正是肺热的表现，甚至还会出现咳嗽或气喘、痰黄黏稠、胸痛等症状。鱼际穴，属手太阴肺经，还是肺经的荥穴，所谓"荥主身热"，意思是荥穴主治热病，所以鱼际穴具有很好的清肺泻火的作用。同时，它还有着"保命穴"之称，如果突然间出现心悸、心绞痛、胸口憋闷等症状，马上用大拇指指尖用力掐揉鱼际穴，强力的刺激可缓解心脏的压力。

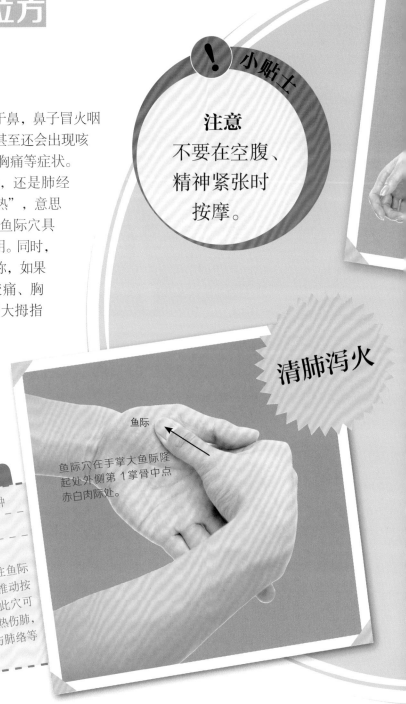

! 小贴士

注意
不要在空腹、精神紧张时按摩。

清肺泻火

鱼际

鱼际穴在手掌大鱼际隆起处外侧第1掌骨中点赤白肉际处。

按摩鱼际穴

- **按摩时间：** 3~5分钟
- **按摩方法：** 按压法
- **具体操作手法**
  用拇指指腹按住鱼际穴，稍用力，上下推动按摩3~5分钟。按摩此穴可缓解外感风热、燥热伤肺，或阴虚内热、热伤肺络等引发的症状。

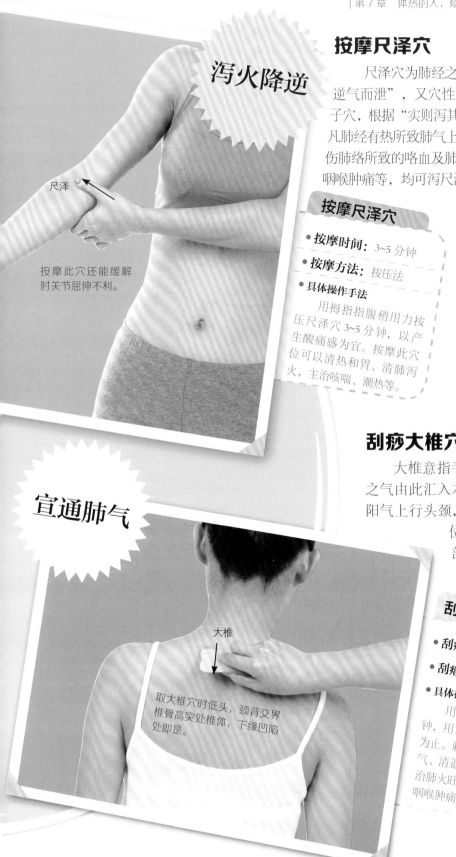

泻火降逆

尺泽

按摩此穴还能缓解
肘关节屈伸不利。

宣通肺气

大椎

取大椎穴时低头，颈背交界
椎骨高突处椎体，下缘凹陷
处即是。

按摩尺泽穴

尺泽穴为肺经之合穴，"合主
逆气而泄"，又穴性属水，为本经
子穴，根据"实则泻其子"的原则，
凡肺经有热所致肺气上逆之咳喘，热
伤肺络所致的咯血及肺热上壅所致的
咽喉肿痛等，均可泻尺泽穴以治之。

按摩尺泽穴

- **按摩时间：** 3~5 分钟
- **按摩方法：** 按压法
- **具体操作手法**

　　用拇指指腹稍用力按
压尺泽穴 3~5 分钟，以产
生酸痛感为宜。按摩此穴
位可以清热和胃、清肺泻
火，主治咳喘、潮热等。

刮痧大椎穴

大椎意指手足三阳的阳热
之气由此汇入本穴并与督脉的
阳气上行头颈，因此刺激此穴
位可以缓解肩颈
部和头部的不适。

刮痧大椎穴

- **刮痧时间：** 3~5 分钟
- **刮痧方法：** 面刮法
- **具体操作手法**

　　用面刮法刮拭 3~5 分
钟，用力且快速刮到出痧
为止。刺激此穴有宣通肺
气、清退肺热的作用，主
治肺火旺盛引起的发热、
咽喉肿痛、咳黄痰等。

清胃热穴位方

按摩内庭穴

内，入也；庭，指门庭。内庭穴位于足背第2、3趾间缝纹端。趾缝如门，腧穴在纳入门庭之处，故名内庭穴。内庭穴可清胃泻火，其作用堪比"清胃黄连丸"。内庭穴属足阳明胃经，是胃经上的荥穴，荥主身热，即荥穴尤其善于治疗热证，对于由胃火过旺所引发的五官热性病症皆可找内庭穴来治疗。

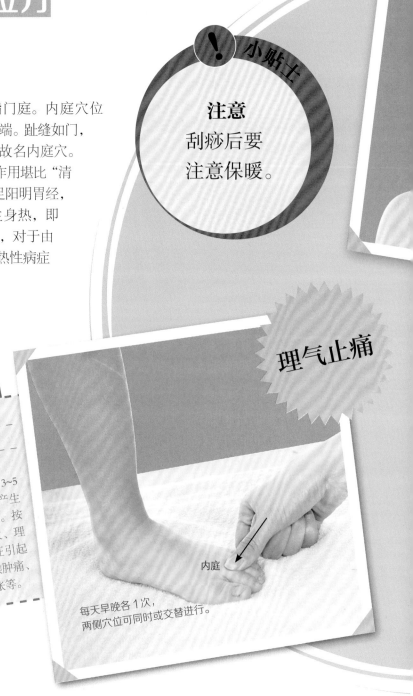

小贴士

注意
刮痧后要
注意保暖。

理气止痛

按摩内庭穴

● **按摩时间：** 3~5 分钟

● **按摩方法：** 按压法

● **具体操作手法**
用拇指指腹按压 3~5 分钟，力度稍重，以产生酸、麻、胀感觉为佳。按摩此穴位可清胃泻火、理气止痛，主治胃火旺引起的牙痛、口臭、咽喉肿痛、鼻出血、胃胀、腹胀等。

内庭

每天早晚各 1 次，
两侧穴位可同时或交替进行。

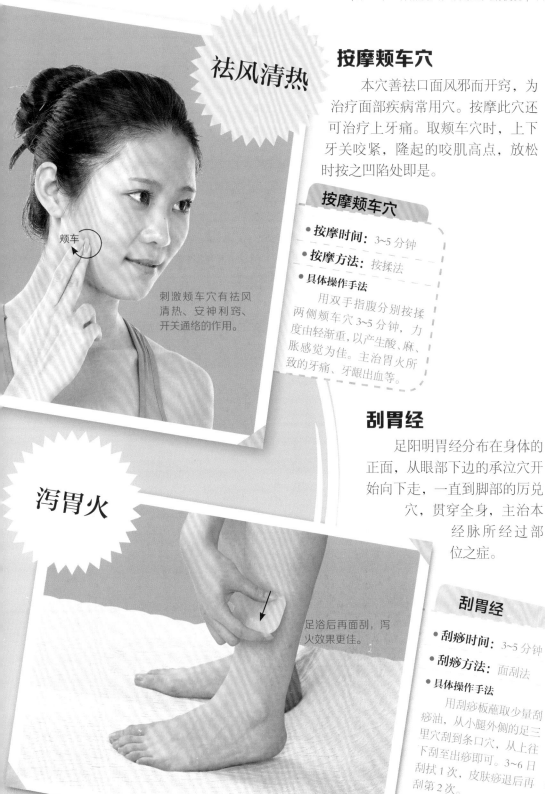

祛风清热

刺激颊车穴有祛风清热、安神利窍、开关通络的作用。

颊车

泻胃火

足浴后再面刮，泻火效果更佳。

按摩颊车穴

本穴善祛口面风邪而开窍，为治疗面部疾病常用穴。按摩此穴还可治疗上牙痛。取颊车穴时，上下牙关咬紧，隆起的咬肌高点，放松时按之凹陷处即是。

按摩颊车穴

- **按摩时间：** 3~5 分钟
- **按摩方法：** 按揉法
- **具体操作手法**

用双手指腹分别按揉两侧颊车穴 3~5 分钟，力度由轻渐重，以产生酸、麻、胀感觉为佳。主治胃火所致的牙痛、牙龈出血等。

刮胃经

足阳明胃经分布在身体的正面，从眼部下边的承泣穴开始向下走，一直到脚部的厉兑穴，贯穿全身，主治本经脉所经过部位之症。

刮胃经

- **刮痧时间：** 3~5 分钟
- **刮痧方法：** 面刮法
- **具体操作手法**

用刮痧板蘸取少量刮痧油，从小腿外侧的足三里穴刮到条口穴，从上往下刮至出痧即可。3~6 日刮拭 1 次，皮肤痧退后再刮第 2 次。

清肠火穴位方

拍打大肠经穴、小肠经穴

　　手阳明大肠经行走于上肢，内属于大肠、阳气盛的经脉。主要治疗头面、五官、咽喉病、神志病、热病及经脉循行部位的其他病症。治疗热病常取商阳穴、合谷穴、曲池穴。手太阳小肠经属手太阳支脉，起于小指指端，循手外侧上腕，出踝中，直上循臂骨下廉，出肘内侧两骨间，上臂臑外后廉。刺激小肠经有改善消化吸收功能，参与人体水液代谢的作用，泻小肠经经火时要从臂部向手部操作。

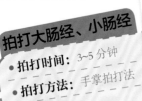

拍打大肠经、小肠经

● **拍打时间：** 3~5 分钟

● **拍打方法：** 手掌拍打法

● **具体操作手法**
　　用手掌轮流拍打两手臂外侧的大肠经、小肠经，每次拍打 5 分钟，疼痛的地方要反复拍打。拍打这两条经脉可以畅通肠道、清热毒，排出肠道毒素，可改善便秘、痤疮、色斑等。

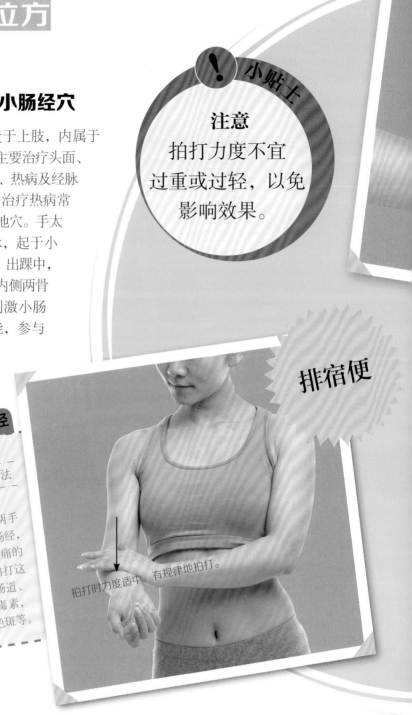

小贴士

注意
拍打力度不宜过重或过轻，以免影响效果。

排宿便

拍打时力度适中，有规律地拍打。

清肠热

合谷穴有镇静止痛、通经活经、清热解表的作用。

合谷

曲池

按摩合谷穴、曲池穴

　　合谷穴即手部虎口处，刺激合谷穴能调经气，对于胃腑和胃肠道方面的疾病有明显的缓解作用。曲池穴为大肠经的合穴，既能清外风之热，又能泻内之火邪，是表里双清的要穴。

按摩合谷穴、曲池穴

- **按摩时间：** 3~5 分钟
- **按摩方法：** 按揉法
- **具体操作手法**
　　用拇指或食指指腹按揉合谷穴、曲池穴各 3~5 分钟，以产生酸、麻、胀感觉为佳。主治肠火旺导致的牙痛、咽喉肿痛、鼻出血等。

清除肠热

在天枢穴拔罐可以刺激胃肠的蠕动。

天枢

拔罐清热穴位

　　实热便秘可选择清热穴位天枢穴、大肠俞穴、上巨虚穴、支沟穴拔罐，热结大肠较重者可加曲池穴和合谷穴同拔。

拔罐清热穴位

- **拔罐时间：** 5~10 分钟
- **拔罐方法：** 留罐法
- **具体操作手法**
　　选择大小合适的火罐分别在以上穴位留罐 5~10 分钟，以皮肤出现潮红为宜。根据病情的轻重和皮肤的充血情况，可调整拔罐频率。

家用食疗方，清热又滋阴

体热者不仅可以根据自己的症状判断是哪个器官出现了"火"，还可以分别采用不同的食疗方来对症治疗。家用食疗方见效快，大家可以试着按照以下的食疗方对症调理身体。

杞菊茶，缓解肝火旺

散热滋阴

食材

菊花、枸杞子各 3 克，
绿茶 2 克。

做法 将菊花、枸杞子、绿茶一同放入杯中，用热水冲泡，加盖闷一会儿即可饮用。

主治 用于缓解易怒、焦躁、目涩眼痛等。

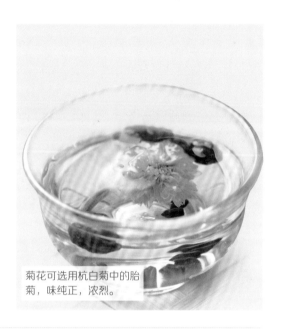

菊花可选用杭白菊中的胎菊，味纯正，浓烈。

泡点竹叶茶，可清心除烦

清心热

食材

淡竹叶 6 克。

做法 将淡竹叶用热水冲泡，加盖闷约 10 分钟，即可饮用。

主治 用于缓解虚热、烦躁不眠、口干舌燥、小便不通等。

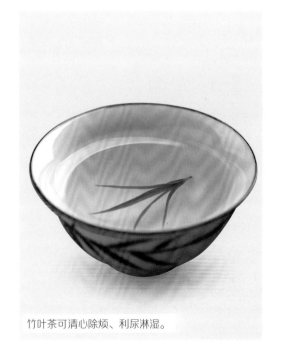

竹叶茶可清心除烦、利尿淋湿。

喝点沙参粥，清肺化痰

润肺

食材

沙参 15 克，大米 50 克，冰糖适量。

做法 ①沙参、大米分别洗净。②先煎沙参，去渣取汁，再放入大米，煮至米熟后加入冰糖，再稍煮即可。

主治 用于缓解肺燥阴虚、口渴舌干、食欲不振等。

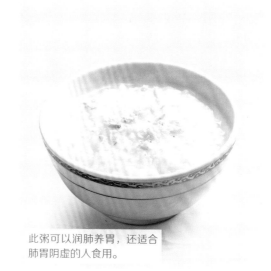

此粥可以润肺养胃，还适合肺胃阴虚的人食用。

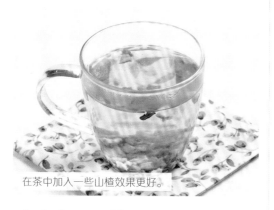

在茶中加入一些山楂效果更好。

陈皮决明子茶，缓解食积肠燥

润肠通便

食材

陈皮 10 克，
决明子 20 克。

做法 以上 2 味材料同入砂锅，加水浓煎 2 次，每次 1 分钟，过滤，合并 2 次滤汁，再用小火煮至 300 克即可。代茶饮用，1 周 2~3 次。

主治 用于缓解脘腹胀痛、习惯性便秘等。

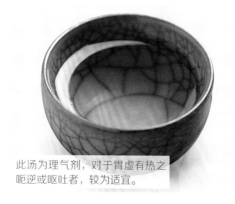

此汤为理气剂，对于胃虚有热之呃逆或呕吐者，较为适宜。

橘皮竹茹汤，可缓解胃热呕吐

益胃清热

食材

橘皮、竹茹 12 克，大枣 5 颗，
生姜 9 克，甘草 6 克，
人参 3 克。

做法 以上 6 味材料，以水 1 升，煮取 300 毫升，温服 100 毫升，每日 3 次。

主治 用于缓解久病体弱或吐下后胃虚有热、气逆不降、呃逆或呕吐。

注意生活起居，不上火，体质好

体热多因生活中的不良习惯引起，所以除了通过食疗、药疗、穴位疗法调理外，还必须改善之前的不良习惯，注意生活中的清热小细节，做一些有助于清热的运动。

不动怒，保持心情舒畅，保护肝气

情志与肝脏的关系非常密切，《黄帝内经》中说："喜怒不节则伤肝，肝伤则病起，百病皆生于气矣。"可见，要养肝首先要注重精神上的调适，控制好自己的情绪，少生气，保持心情舒畅，才能使肝脏平和、肝气舒畅。

生活中若碰到生气、烦躁、压抑、郁闷等不良情绪时，可采取一些方法来排解，比如看电影、听音乐、郊游、爬山、练瑜伽等，都可以达到很好的怡情养肝的目的。

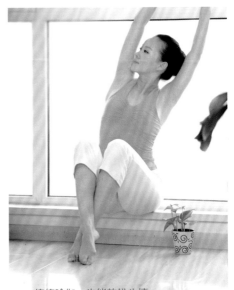

练练瑜伽，也能放松心情。

少食辛辣，少饮酒，多喝牛奶

吃辛辣的食物、喝酒会引起胃火旺盛，所以尽量改正这种不良的饮食习惯。如果特别想吃辣，或者有应酬不得不喝酒怎么办呢？那就在吃辣、喝酒前喝杯牛奶。喝牛奶能很快扑灭胃里的"辣椒火"，这是因为牛奶中有一种蛋白质能中和辣椒中的辣椒素，从而降低辣椒助热生火的本性。

同理，牛奶也能中和热性的酒，而且在喝酒前喝点牛奶，还能在胃黏膜上形成一层保护膜，使酒精吸收速度减缓，使胃黏膜减少刺激，对胃肠和肝脏的伤害也能相应减轻。

叩齿咽津，可缓解胃热口渴

中医理论认为，唾液能促进消化吸收，含有很多有益于人体健康长寿的物质，起到和脾健胃、濡润孔窍、润泽四肢五脏、强肾补元、滑利关节、补益脑髓的作用。

叩齿咽津是老子的养生法，他认为灵丹妙药虽好，但也不如自己的津液（即唾液）有益于自身。后来，这一方法受到唐代名医孙思邈的肯定，也受到明代名医龚居中的赞扬，乾隆皇帝也总结了"津常咽"的养生秘诀。

体内有热的人阳气太盛而阴液不足，肾属水，阴液不足就是肾气不足所致，而叩齿咽津之法能补肾气。一是"齿者，肾之标"，肾中精气充沛，则牙齿坚固而不易脱落；肾中精气不足，则牙齿易于松动，甚至脱落。牙齿健康与否是肾健康与否的标志之一，叩齿能健齿、充肾精，故可健肾。二是肾"在液为唾"，唾为口津，是唾液中较稠厚的部分，叩齿催生唾液，是谓"金津"，又称"玉液"。"津"通于"精"，为肾精所化，咽而不吐，有滋养肾中精气的作用，故可健肾。

叩齿咽津是一种非常容易掌握的自我保健方法。一般可于每天早晨及晚间睡前练习，也可以在午间休息、上班休息时间择时而习，或于上班乘车途中、排队办事之时偷闲而习。每天坚持下来，便能达到一定效果。

叩齿咽津的具体做法

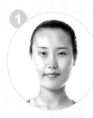

① 预备式： 姿势采用静坐、静卧、站立均可。宁心静气，调匀呼吸，鼻吸口呼，轻吐3口气。

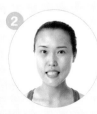

② 叩齿： 口唇轻闭，首先，上下门齿叩击9次，然后左侧上下牙齿叩击9次，右侧上下牙齿叩击9次，最后上下门齿再叩击9次。

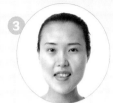

③ 搅舌： 即用舌头贴着上下牙床、牙龈、牙面来回搅动，顺时针9次，逆时针9次，左右各18次，古代养生家称之为"赤龙搅海"。

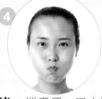

④ 漱津： 搅舌后，口中津液渐多，口含唾液，用两腮做漱口动作36次。

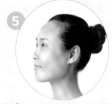

⑤ 咽津： 漱津后，将津液分3次缓缓咽下，在吞咽时，要注意守丹田，好像把唾液送到丹田一样。

丘疹脓疱型痤疮

身体有"热"，常与"湿"勾结，形成湿热，湿热的人很容易患反复发作的痤疮，相当于西医所讲的"丘疹脓疱型痤疮"。典型特征是面部皮肤油脂分泌旺盛，毛囊常出现炎症反应，形成点状圆锥形丘疹，肤色正常。其实就是我们常说的粉刺，顶端黑色的，也叫黑头粉刺。

典型医案分析

女，24岁，从青春期时脸上就开始长粉刺，喜欢用手挤压粉刺，后来发展成粉刺连片生长，发红发痒，不长粉刺的地方皮肤也发黄发黑，毛孔粗大，油脂分泌旺盛。

这是粉刺已经发展成为痤疮了，此种情况和饮食不当、环境湿热有关。因为湿热环境的皮肤适合细菌生长，而细菌迅速大量繁殖会刺激毛囊，致使出现此起彼伏、反复发作的痤疮。高温的气候、多脂、多糖及刺激性饮食都会使痤疮加重。

痤疮的穴位疗法

中医用穴位治疗湿热型痤疮可先除湿，再清热。除湿用拔罐，清热用刮痧。

3种
穴位疗法

除湿清热，还要结合饮食辅助调理，才能起到很好的效果。

拔罐大椎穴，清热排毒消痤疮

患者正坐或俯卧，颈椎部大椎穴充分暴露，操作者在大椎穴拔罐，留罐10分钟左右。拔罐大椎可泻肺胃蕴热，能够泻热散结、活血化瘀，使毛孔通畅，及时排泄体内毒素，从而缓解痤疮。

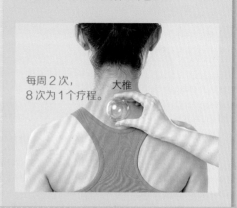

每周2次，8次为1个疗程。

大椎

家用养生

清热解毒

　　湿热体质的痤疮应以清热解毒为治疗原则，多吃含膳食纤维丰富的蔬菜，代表食疗方有苦瓜拌芹菜。

苦瓜拌芹菜

　　苦瓜条、芹菜段各 150 克，芝麻酱、蒜泥、盐各适量。将原料焯熟过凉水，加入调料拌匀即可。

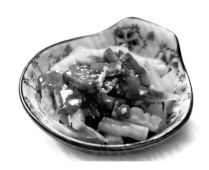

芹菜平肝清热、祛风利湿；苦瓜是传统的清热食材。

拔罐承山穴能除湿，有助泻热

　　承山穴是膀胱经上的除湿大穴，取小罐在承山穴上拔罐 15~20 分钟，祛湿的效果明显，进而有助于泻热。水湿祛除后，再辅以刮痧，效果更佳。

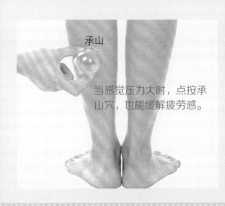

承山

当感觉压力大时，点按承山穴，也能缓解疲劳感。

刮痧肺经、大肠经、胃经、脾经泻热

　　用面刮法沿着手臂肺经和大肠经的循行部位刮拭，沿着腿部胃经的循行部位从上向下刮拭，沿着下肢脾经的循行部位从上向下进行刮拭。可泻肺经、大肠经、胃经、脾经之热。

刮痧时不要用力过度，以免损伤皮肤，可先涂点刮痧乳。

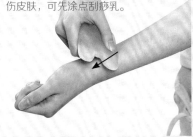

体热易患疾病

腹胀、腹泻

　　胃火旺盛者，食欲好，容易饿，狂吃不胖，喜欢吃肥甘油腻和寒凉食物，但是因为脾虚，能吃不能运化，腹部胀满，重者气机上逆，会呕吐，更严重时脾干脆罢工，不再慢慢消化运输，直接通过肠道就排泄出去了，这种症状叫"胃强脾弱"。这种腹泻常伴有腹痛。

典型医案分析

　　男，26岁，经常性感觉胃热、胃痛、腹胀，还伴有腹泻、嗳酸气、口臭、嘴角长痘、口腔溃疡、齿痛龈肿、大便干燥、口渴喜饮等症状。

　　这是胃热的表现，腹胀、腹泻就是其中的一种症状，可能是胃受热邪侵袭，或过食辛温香燥、嗜酒、嗜食辛辣食物等引起的胃火。胃强脾弱，腹部发胀，调理时要健脾止泻，通过睡眠、饮食、作息起居调节，严重时配合清热、凉血等中药辨证治疗。

腹胀、腹泻的穴位疗法

　　中医清脏腑热时可吃药调理，或者进行穴位刺激疗法。胃火也是一样，可以吃清胃凉血的中药，也可以通过按摩、拔罐、刮痧等方法缓解。

3种
穴位疗法
健脾止泻，缓解腹胀、腹泻。

刮痧脾俞、大肠俞

　　用面刮法从上向下刮拭背部脾俞穴至大肠俞穴，自上而下刮拭50~100次。脾俞穴在背部第11胸椎棘突下，后正中线旁开1.5寸处。大肠俞穴在背部第4腰椎棘突下，后正中线旁开1.5寸处。

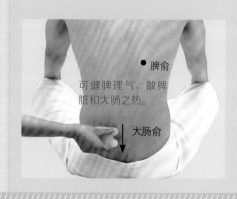

• 脾俞

可健脾理气，散脾脏和大肠之热。

大肠俞

家用养生

健脾止泻、清胃热

　　胃热导致的腹胀、腹泻以健脾止泻、清胃热为治疗原则。可吃健脾胃、助消化的食物，代表食疗方有花生山药粥。

花生山药粥

　　铁棍山药1根，大米50克，花生适量。铁棍山药去皮洗净，切滚刀块。锅中放入所有材料熬煮成粥即可。

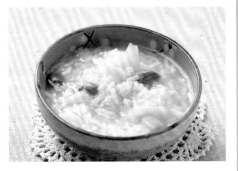

花生和山药都有健脾和胃的功效，能缓解因脾虚造成的腹泻。

刮痧天枢穴、气海穴

　　刺激天枢穴可以起到调中和胃、理气健脾的功效，主要用于治疗消化系统的病症，如腹痛、腹胀、便秘、腹泻等。气海穴可调脏腑之气、行瘀滞。用刮痧板分别刮天枢穴和气海穴，以出痧为度，可辅助治疗腹胀、腹泻。

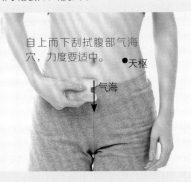

自上而下刮拭腹部气海穴，力度要适中。

●天枢

气海

按摩内庭穴，消胃火

　　内庭穴是足阳明胃经的荥穴，有清降胃火、通涤腑气的作用，可以说是胃火的克星。由胃火引起的牙痛、咽喉痛、口臭、胃酸、便秘，皆可通过按摩内庭穴来缓解。

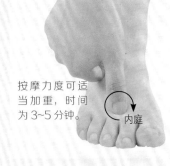

按摩力度可适当加重，时间为3~5分钟。

内庭

肝胆疾病

比较典型的热性肝胆疾病就是面目皮肤皆黄的黄疸性肝炎，而肝胆湿热是此病的发病原因。体内有热的人如果总是精神压力过大或郁闷不舒，气机就会不畅，进而影响胆汁的排泄。一旦气机郁久化热，血液中胆红素增高，皮肤、眼睛都会发黄，多见于急性肝炎等。

典型医案分析

女，52岁，身目发黄、胁肋胀痛、阴痒、带下黄臭、舌红、苔黄腻，伴有渴喜冷饮、大便干、小便黄、烦躁、食欲减退、恶心呕吐等症状。

这属于肝胆湿热证，为湿热内蕴肝胆功能失常所致的病证。常因感受湿热之邪或脾虚水湿内生，日久化热，或长期过食肥甘厚味生湿助热，影响肝胆功能所致。此种表现热重大于湿重，调理应以利湿清热、清肝利胆为原则，方剂可用龙胆泻肝汤。

肝胆疾病的穴位疗法

患有肝胆疾病者日常穴位养生可选择刺激膀胱经来推动肾阳，促进膀胱经的代谢。通过刺激下肢穴位，还可以疏通经络，增强身体抵抗力。

2种

穴位疗法，

拔罐、刮痧清肝胆湿热。

在膀胱经拔罐或刮痧

取背部的肝俞穴、胆俞穴、脾俞穴、胃俞穴等，每周拔罐或刮痧1次。肝俞穴在背部第9胸椎棘突下，后正中线旁开1.5寸处。胆俞穴在背部第10胸椎棘突下，后正中线旁开1.5寸处。脾俞穴在背部第11胸椎棘突下，后正中线旁开1.5寸处。胃俞穴在背部第12胸椎棘突下，后正中线旁开1.5寸处。

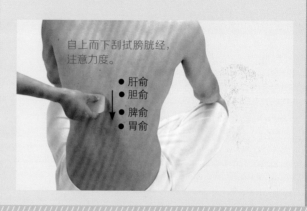

自上而下刮试膀胱经，注意力度。

● 肝俞
● 胆俞
● 脾俞
● 胃俞

家用养生

清热利湿、清肝利胆

　　肝胆湿热证应以清热利湿、清肝利胆为治疗原则，可选择有这方面功效的食材，代表食疗方有芦笋炒百合。

芦笋炒百合

　　芦笋 400 克，百合片 50 克，油、盐各适量。油锅烧热，放入所有材料迅速翻炒至熟，加盐调味即可。

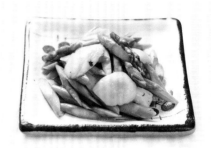

芦笋富含维生素和微量元素，对治疗胆结石、肝功能障碍有益。

在下肢穴位拔罐或刮痧

　　取下肢足三里穴、内庭穴、胆囊穴、太冲穴等进行刮痧或拔罐，每周 1 次。内庭穴在足背，第 2、3 趾间，趾蹼缘后方赤白肉际处；太冲穴在足背，第 1、2 跖骨间，跖骨底结合部前凹陷中，触及动脉搏动；足三里穴在膝部的正下方，将膝关节弯曲成直角，外侧膝盖骨下方有个凹陷，再往下 4 横指处即是；胆囊穴在小腿外侧，腓骨小头直下 2 寸处。

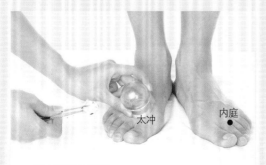

在太冲穴上留罐 5~10 分钟。

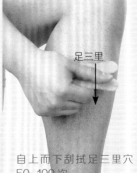

自上而下刮拭足三里穴 50~100 次。

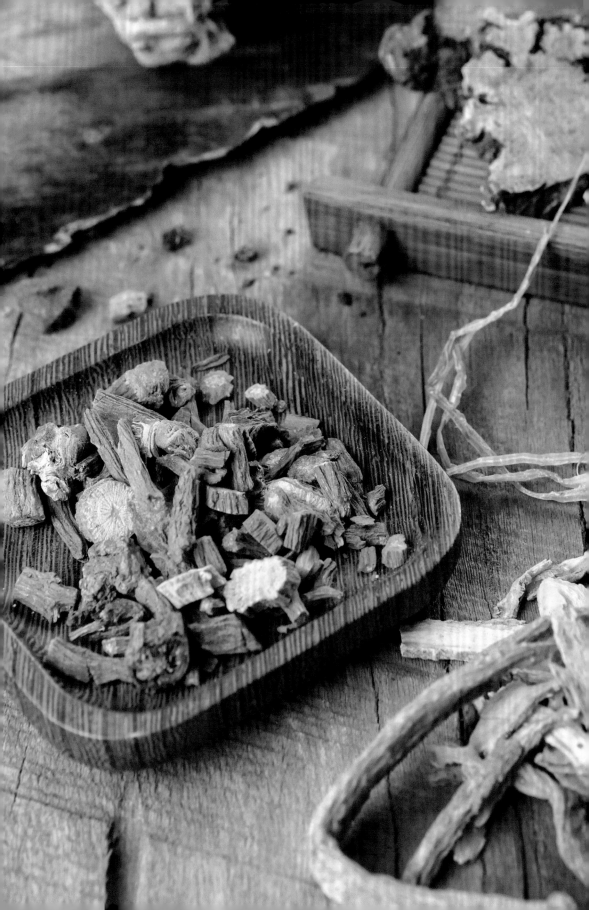

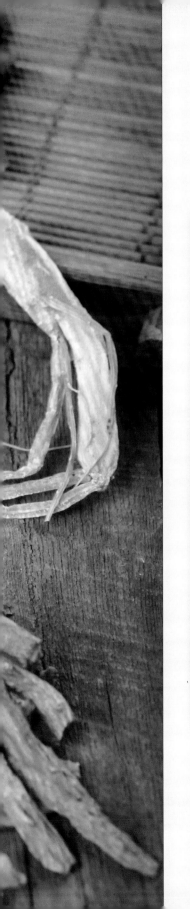

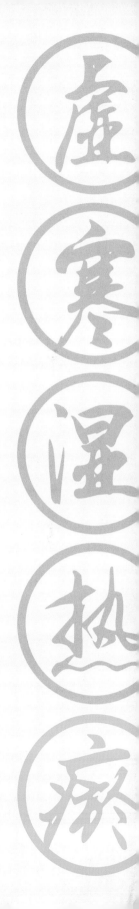

第**8**章

血瘀的人，
气血瘀阻爱长斑

有些人面色晦暗，口唇发紫，身上容易青一块紫一块，女性月经血块较多，这就是我们说的由于血液循环不畅导致的血瘀体质。血瘀体质是人体血液溢出经脉外，积存于组织间隙，或血液运行不畅，瘀积于经脉或脏腑组织器官之内，从而出现的一系列体质特点。

血瘀多由七情不畅、寒冷侵袭、年老体虚、久病未愈等病因引起，常因瘀血阻滞脏腑经络部位不同而出现不同的症状。应以活血化瘀为总治疗原则，平时应注意调护，改善血瘀体质，防止疾病发生。

我是血瘀吗

血瘀体质是指当人体脏腑功能失调时，容易出现体内血液运行不畅或内出血不能消散而成瘀血内阻的体质。简单来说，就是体内气血不通畅，"痛则不通，通则不痛"，因此血瘀体质经常表现出来的就是以疼痛为主的疾病，甚至会出现一些瘀青、肿瘤。

典型医案分析

女，28岁，两颊有黄褐斑，皮肤粗糙，眼睛里的红血丝很多，刷牙时牙龈会出血。月经经期正常，但时常夹有血块，来时小腹会非常痛。身上莫名出现淤青，舌质青紫，舌边有瘀点。

这就是典型的血瘀体质表现，血瘀严重的还会导致患者头部如针刺般疼痛，口唇发暗发紫，心烦易怒等。女性血瘀多由于体质寒凉、情志抑郁等，调理应以活血化瘀、理气为原则，生活中少生气，多运动。

快速判断我是哪种血瘀

血瘀阻于不同的身体部位，会有不同的症状表现。

7种

瘀阻脏腑类型

症状表现多样，总体治疗原则当活血化瘀。

瘀阻于肺

胸痛咳嗽、气促，甚者喘息不能平卧，胸闷如塞，心悸不宁，舌质紫暗或有瘀斑、瘀点，脉弦涩。

瘀阻于胞宫

少腹疼痛，月经不调，痛经，经闭，经色紫黑有块，或见崩漏，舌质紫暗或有瘀斑、瘀点，脉弦涩。

瘀阻于心

胸闷疼痛，痛引肩背，心悸，口唇青紫，舌质青紫或有瘀斑、瘀点，脉涩或结代。

老中医为你开药方

活血化瘀，佐以疏肝理气

　　血瘀应以活血化瘀，佐以疏肝理气为治疗原则。可选用一些活血化瘀的药物，代表方剂有桃红四物汤。

桃红四物汤

　　白芍、当归、熟地黄、川芎、桃仁各 9 克，红花 6 克，粳米 50 克。将几味药材一同煎煮，去渣取汁，再将药汁和粳米熬煮成粥即可。每日 2 次。

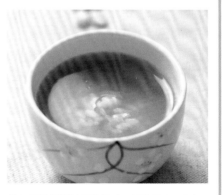

桃红四物汤以祛瘀为核心，辅以养血、行气，主治血虚兼血瘀证。

瘀阻于胃

　　胃痛，按之痛甚，食后加剧或有包块，便血，呕血，舌质紫暗或有瘀斑、瘀点，脉弦涩。

瘀阻于肝

　　两胁胀痛或刺痛，胁下、少腹有痞块，入夜尤甚，舌质紫暗或有瘀斑、瘀点，脉弦涩。

瘀阻于肢体

　　局部肿痛或青紫，舌质紫暗或有瘀斑、瘀点，脉弦涩。

瘀阻于脑窍

　　眩晕，头痛经久不愈，健忘，耳鸣耳聋，舌质紫暗或有瘀斑、瘀点，脉弦涩。

哪些原因会造成血瘀

　　血瘀体质的形成跟体内有瘀血有关，而瘀血形成原因可能有多个方面，一是外伤、跌扑及其他原因造成的体内出血，离经之血未及时排出或消散，瘀积于体内而为瘀血；二是气滞而血行不畅，或气虚、阳虚导致运血无力，以致血脉瘀滞而成瘀血；三是血寒使血脉凝滞，或血热使血行壅聚，或湿热、痰浊阻遏，脉络不通，血液瘀塞而成瘀血。

长期抑郁，心情不畅，易生血瘀

　　七情不调、长期抑郁、爱钻牛角尖、有不顺心的事埋在心里，容易伤及肝脏。肝脏长期不舒展，影响气机的运行，易生血瘀，会增加抑郁症、心肌梗死等疾病发生的概率。所以建议性格比较内向的人找到自己的发泄渠道，这样能很好地把不顺心的事情发泄出来，而不是瘀积在心里，损伤身体。

受到严重创伤，使体内留有瘀血

　　受创伤后，体内有时会留有难以消散的瘀血，体质因此发生改变，从而促生了血瘀体质。若得的是慢性疾病，久治不愈，也会使瘀血在微循环系统中得到发展，促生血瘀体质。近代研究发现，各种慢性炎症会引起局部组织瘀血、水肿、粘连，或病理产物停积于局部，影响气血运行，久之出现血瘀。

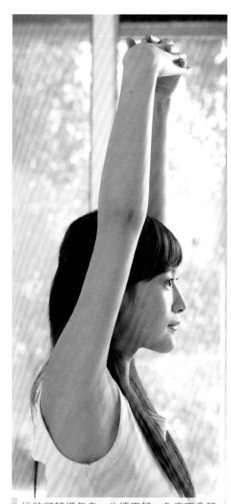

运动可畅通气血，心情不畅、久病不愈等都可以通过运动来缓解，防止瘀血内阻。

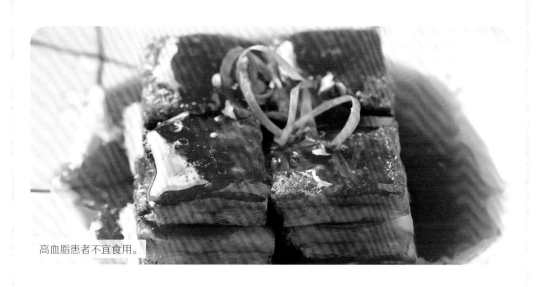

高血脂患者不宜食用。

饮食不健康，血液黏稠易血瘀

嗜食油腻、甜食，血脂过高，或饮食过咸，或饮水不足，均会使血液过分黏稠，导致气血运行不畅，发生血瘀。

生活环境寒冷，血脉遇寒则凝

气候骤冷，久居寒冷地区，寒邪侵袭人体，经脉蜷缩拘急，血液凝滞，即寒凝血瘀。寒冷环境还会导致阳虚，阳虚会使体内气机不畅，从而引发血瘀。

气虚、阳虚体质，易促生血瘀

孩子遗传父母气虚、阳虚体质或年老体弱之人，身体本身脾胃虚损或肾阳虚衰，气虚鼓动无力，血液运行不畅，血液瘀滞，就会气（阳）虚血瘀。对于此种先天或不可逆转的自然规律，需要在平时生活中慢慢调理，不可操之过急。

缺乏运动锻炼，影响气血运行

缺少锻炼的人，自身的心肌收缩能力也随之减弱，心脏没有像经常锻炼的人那么有力，这样血液的运行就不会那么顺畅。另外，睡眠是身体排毒的最佳途径，所以合理的睡眠是不可少的，如果经常熬夜失眠，毒素不能排出去，必然会产生瘀积，对身体造成伤害。

血瘀食疗方，活血化瘀

血瘀者饮食上要以活血化瘀为主。适宜吃的食物有赤小豆、海带、魔芋、金针菇、菠萝、山楂、桃仁、油菜、玫瑰花等。

桃仁山楂荷叶粥

活血化瘀

食材

桃仁、山楂各9克，
荷叶半张，
大米100克。

做法 ①山楂、荷叶、桃仁分别洗净备用；大米淘洗干净。②将山楂、桃仁和荷叶一同放入砂锅中，加适量水，大火煮沸，小火煮20分钟，去渣取汁。③将大米加入药汁和适量水一同煮成粥即可。

功效 此粥中桃仁、山楂都有活血化瘀的功效，加入荷叶，还能清热利湿。

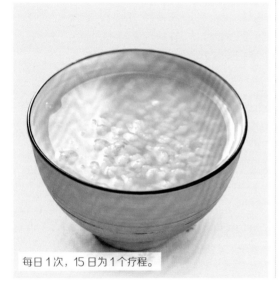

每日1次，15日为1个疗程。

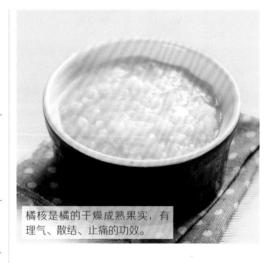

橘核是橘的干燥成熟果实，有理气、散结、止痛的功效。

橘核玫瑰花粥

疏肝理气

食材

橘核、玫瑰花各10克，
大米100克。

做法 ①橘核和玫瑰花分别洗净；大米淘洗干净。②将橘核和玫瑰花加适量水煎汁，去渣取汁。③将大米加入药汁和适量水一同煮成粥即可。

功效 橘核、玫瑰花疏肝理气效果好，可用于肝气不通引起的血瘀。

赤小豆红糖泥

活血散寒

食材

赤小豆 500 克，
红糖 50 克，草莓 2 个，
油适量。

做法 ①赤小豆淘洗干净，放入锅内加水，大火烧开后转小火焖烂，搅碎成豆沙待用。②锅内倒少量油，下入红糖炒至熔化，倒入豆沙，改用中火炒匀即成，摆盘用草莓装扮。

功效 中医认为，红糖性温，有化瘀生津、散寒活血、健脾止痛的功效，和赤小豆配搭，可以排脓散血。

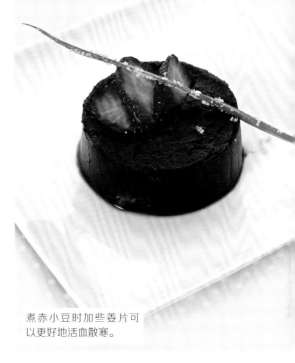

煮赤小豆时加些姜片可以更好地活血散寒。

玫瑰花川芎汤

疏肝散结

食材

玫瑰花 15 克，川芎 5 克，
月季花 10 克，
白糖适量。

做法 将玫瑰花、川芎、月季花洗净放入砂锅中，加入适量清水，大火煮沸后转小火煲 40 分钟，加白糖调味即可。

功效 川芎可活血行气、祛风止痛，搭配玫瑰花、月季花可疏肝理气、调经活血，能缓解腹痛，可调理女性血瘀引起的月经不调。

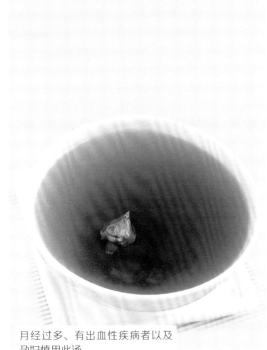

月经过多、有出血性疾病者以及孕妇慎用此汤。

穴位疗法，行气活血

血瘀者由于局部经络长期处于不通的状态，会出现肢体局部疼痛，可以通过按揉痛处缓解。其实，揉就是揉瘀血，帮助通经活络，也可选一些具有通经活络、活血化瘀的穴位进行重点刺激，从而起到调理作用。

常按合谷穴，通经活络

合谷，别名虎口，属手阳明大肠经原穴。合，汇也，聚也。谷，两山之间的空隙也。合谷名意指大肠经气血汇聚于此并逐渐强盛。中医认为合谷穴为全身反应的最大刺激点，具有全身的治疗作用，是一个急救要穴。合谷穴穴位易找、好操作，是日常保健按摩必选的穴位之一。

！小贴士

注意
艾灸前后最好喝一杯温水，以免缺水口渴。

通经活络

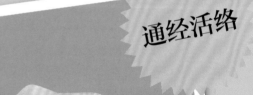

合谷穴在手背，第 2 掌骨桡侧的中点处。

合谷

按摩合谷穴

- **按摩时间**：3~5 分钟
- **按摩方法**：按揉法
- **具体操作手法**

用拇指指腹按揉合谷穴 3~5 分钟，以产生酸、麻、胀感觉为佳。此穴位有镇静止痛、通经活络的作用。主治发热、头痛、目赤肿痛、鼻出血、咽喉肿痛等。

活血调经

艾灸三阴交穴、足三里穴，活血调经

由血瘀瘀阻于胞宫引起的妇科疾病，可以通过刺激三阴交穴来调理。刺激足三里穴可以调理和治疗来自五脏六腑的各种疾病，促进全身健康。

三阴交

三阴交穴在小腿内侧，内踝尖上 3 寸，胫骨内侧缘后际处。

艾灸三阴交穴、足三里穴

- **艾灸时间：** 10~15 分钟
- **艾灸方法：** 温和灸
- **具体操作手法**

　　用艾条温和灸三阴交穴、足三里穴各 10~15 分钟，以皮肤感觉温热为宜。刺激三阴交穴可以健脾益血，主治月经失调、痛经、带下、经闭等。刺激足三里穴可以健脾补气，主治胃痛、呕吐、腹胀、腹泻等。

刮痧膈俞穴、期门穴，理气又化瘀

肝火旺盛的人可以经常按揉期门穴，对于平息怒火、调整情绪有很好的效果。膈俞穴具有很好的补虚活血功效。

化瘀理气

从里向外刮拭，力度要均匀。

膈俞

刮痧膈俞穴、期门穴

- **刮痧时间：** 3~5 分钟
- **刮痧方法：** 面刮法
- **具体操作手法**

　　用面刮法刮拭膈俞穴、期门穴各 3~5 分钟，以皮肤出痧为宜。期门穴有疏肝理气、化积通瘀的功效，膈俞穴有理气宽胸、活血通脉的功效。

（注：图片仅为示意，刮痧时不隔衣。）

经典药方，活血养血

活血养血是血瘀者进行药物养生的原则，中药材可选当归、桃仁、地黄、川芎、红花、牛膝、桔梗、黄芪等。常用的汤剂药方有血府逐瘀汤、复元活血汤等。

胸闷疼痛，血府逐瘀汤可化解

活血祛瘀

药材

桃仁12克，红花、当归、生地黄、牛膝各9克，川芎、桔梗各4.5克，赤芍、枳壳、甘草各6克，柴胡3克。

用法 水煎服。

主治 主治上焦瘀血、头痛胸痛、胸闷呃逆、失眠不寐、心悸怔忡、瘀血发热等。

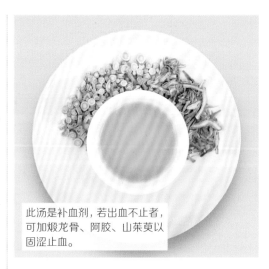

此汤是补血剂，若出血不止者，可加煅龙骨、阿胶、山茱萸以固涩止血。

补气活血，可选当归补血汤

补气生血

药材

黄芪30克，
当归（酒洗）6克。

用法 以水2碗，煎至1碗，去滓，空腹时温服。

主治 主治劳伤血虚、产后血脱、疮疡溃后脓血过多、外伤大出血等。

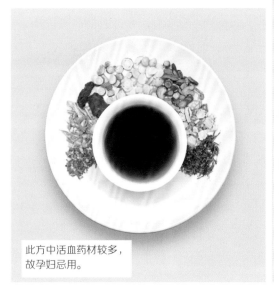

此方中活血药材较多，故孕妇忌用。

复元活血汤，可活血化瘀

疏肝通络

药材

柴胡、桃仁(酒浸,去皮尖,研如泥)各15克,
瓜蒌根、当归各9克,
红花、甘草、穿山甲（炮）各6克,
大黄（酒浸)30克。

用法 将上述药材共研为粗末,每服30克,
加黄酒30毫升,水煎服。

主治 主治跌打损伤,瘀血阻滞证;胁肋
瘀肿,痛不可忍。(此为古方,穿山甲目前
为国家一级保护动物,已禁止入药。可用
15~30克猪蹄甲代替。)

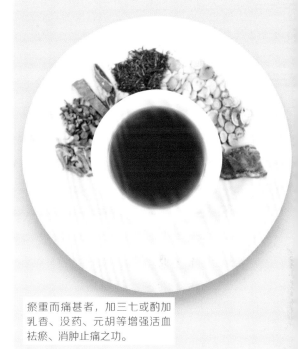

瘀重而痛甚者,加三七或酌加
乳香、没药、元胡等增强活血
祛瘀、消肿止痛之功。

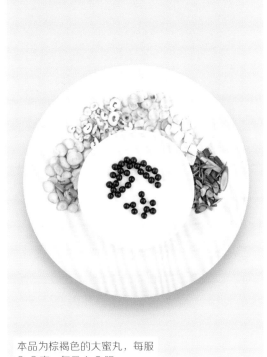

本品为棕褐色的大蜜丸,每服
6~9克,每日 1~3 服。

桂枝茯苓丸，治女性痛经

活血通经

药材

桂枝、茯苓、牡丹皮、
赤芍、桃仁各适量。

用法 以上 5 味药材,粉碎成细粉,过筛,
混匀。炼蜜成丸。

主治 主治女性宿有症块,或血瘀经闭,
行经腹痛,产后恶露不尽。

全身运动，让气血畅通

血瘀体质者多性格内向不稳定，若季节交替时气候变化明显，血瘀体质者容易抑郁、烦躁、不安，所以要适当增加运动量来调畅气血，稳定情绪。

全身运动，助气运行

血瘀体质者通过运动可以使全身经络、气血通畅，五脏六腑调和。应选择一些有益于气血运行的运动项目，如太极拳、五禽戏、舞蹈、慢跑、健身操等。坚持锻炼，可达到改善体质的目的。

血瘀体质者心血管机能较弱，不宜做强度大、负荷高的体育锻炼，而应采用小负荷、多次数的锻炼。慢跑健身能够促进全身气血运行，振奋阳气。血瘀体质者在运动时要特别注意自己的感觉，如果出现胸闷或心绞痛、呼吸困难、疲劳、恶心、眩晕、头痛、四肢剧痛、膝关节疼痛等症状，并伴随两腿无力、行走困难、脉搏显著加快时，应立即停止运动休息，或去医院做进一步检查。总体来说，血瘀体质者的运动以全身各部都能活动、助气血运行为原则。

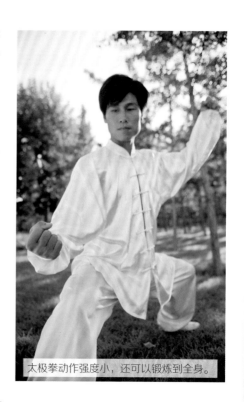

太极拳动作强度小，还可以锻炼到全身。

保持心情舒畅，防止气滞血瘀

大多数血瘀体质者情志不展、心态不佳，会阻碍气机，加重血瘀，所以保持心情舒畅对血瘀体质者来说非常重要，不要有事没事总生气，经常保持心情豁达、开朗、淡定、坦然，肝气才能舒畅，气旺则血和，血和则健康，还应多到户外活动，不能总待在室内。还可多做一些拉伸运动，否则肝脏不能正常疏泄，容易导致气滞血瘀。

年纪偏大的血瘀体质者可能会有孤独、抑郁、偏激、多疑等心理问题，子女要多抽时间陪陪老人，及时进行疏导，使他们心情开朗豁达；还需尽早为他们调理身体，以免诱发冠心病、高血压等疾病。对于遗传血瘀体质的儿童，父母要加强对孩子的心理疏导，培养他们乐观平和的心态。

春天注意养肝，秋冬注意保暖

　　春天肝气主令，而肝脏具有贮藏血液、调节血量的功能。如果肝有病，则会失去藏血的功能，影响人体的正常活动，同时也会出现血液方面的病变。为了充分发挥肝脏的功能，使之行气调畅，宜穿宽松的衣服，以助气血生发；还应走出户外，多呼吸新鲜空气，以助肝气疏泄。

　　血瘀体质者在秋冬季节要注意保暖，秋凉、冬寒都会使体内气血运行不畅，若再受凉、受寒就会促进血瘀的产生。此时可以进补一些活血散瘀的食物，促进气血顺畅运行。血瘀体质者还可以在天气好的时候晒太阳，让身体暖起来，这样气血运行就会加快，减轻血瘀症状。

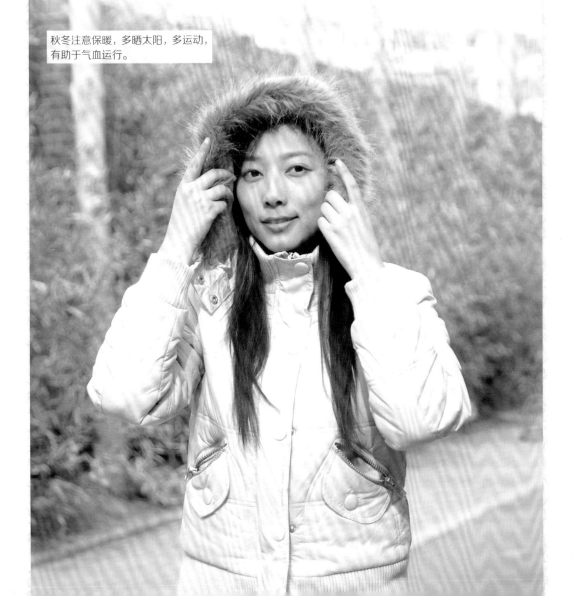

秋冬注意保暖，多晒太阳，多运动，有助于气血运行。

血瘀易患疾病

脑卒中

脑卒中在中医里又称"中风"，是一种急性脑血管疾病，包括缺血性和出血性卒中。中医认为正气不足、积劳内伤、情志过极、饮食不节、劳欲过度致使机体阴阳失调、气血逆乱、脑脉为之瘀阻不畅、脑失濡养而形成本病。简单来说就是"血瘀"导致的。

典型医案分析

女，68岁，突发脑卒中造成四肢活动不利、肢体麻木不仁、言语不利、吞咽困难、口眼歪斜等后遗症。

脑卒中多是由于血瘀发展到了脑部，而不良的生活、饮食习惯是造成血瘀的重要原因，比如吸烟、不健康的饮食、肥胖、缺乏运动、过量饮酒、熬夜等。另外，高血压是引发脑卒中的独立因素，所以血压偏高者要控制好血压。多吃富含膳食纤维和维生素的水果和蔬菜，可以扩张血管，降低血液凝集作用，减少血瘀的产生。

脑卒中后遗症的穴位疗法

按摩有疏通经络、行气活血之效，在脑卒中恢复期可控制或减轻不良症状。

4种

穴位疗法

皆可通经活络，有助于缓解肢体麻木。

按摩头部穴位

中医认为头为"清阳之府"，五脏之精血、六腑之清气，皆上注于脑。按摩头部穴位能疏通气血。

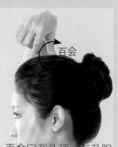

百会穴在头顶，有升阳举陷、益气固脱的作用。

按摩肩颈部穴位

用拇指指腹按揉患者功能障碍侧肩颈部的肌肉和肩井穴、天柱穴、哑门穴、风池穴，以通经活络、活血化瘀。

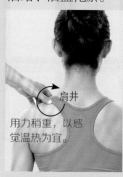

用力稍重，以感觉温热为宜。

家用养生

活血散瘀

缺血性脑卒中应以活血散瘀为治疗原则，可在食谱中加入地黄、丹参等活血药材，代表食疗方有丹参山楂汤。

丹参山楂汤

丹参 50 克，山楂 30 克，冰糖适量。将丹参和山楂加水 400 毫升共煮，煎至 250 毫升，滤渣取汁，加适量冰糖服用。

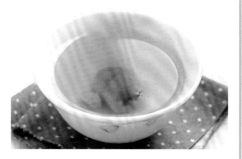

山楂具有显著扩张血管及降压的作用，可增强心肌、调节血脂及胆固醇。

按摩上肢部穴位

用拇指指腹按揉患者功能障碍侧上肢的肌肉和手三里穴、天府穴、内关穴、合谷穴，用力稍重，以皮肤发热为宜。

依次按揉每个穴位 3~5 分钟。

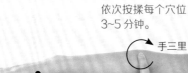
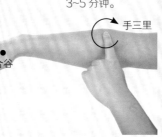

手三里

合谷

按摩下肢部穴位

用拇指指腹捏揉患者功能障碍侧下肢的肌肉和足三里穴、委中穴、涌泉穴，用力稍重，每穴每次按摩 3 分钟，以皮肤发热为宜。

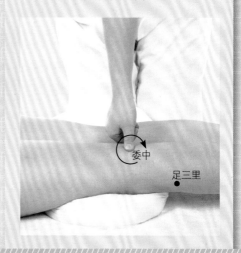

委中

足三里

崩漏

崩漏属于子宫异常出血的范畴，是妇科常见病，具体指经血非时暴下不止，或淋漓不尽，前者称为"崩中"，后者称为"漏下"，二者常交替出现，合称"崩漏"。中医认为本病的病因主要是肾、天癸、冲任、子宫一连串的严重失调。主要分脾虚型、肾虚型、血热型、血瘀型崩漏。

典型医案分析

女，32岁，近几个月经血突然出现淋漓不尽，下血量变多，或一两个月没来后又忽然暴下的症状，还伴有经血色紫暗有块，小腹疼痛，血块排出后痛减。

这是血瘀型崩漏的症状，多因经产后余血未净，或因情志所伤，肝郁气滞而瘀，或因寒邪侵袭，寒积胞中，经脉瘀血停滞于内，瘀血不去，新血难安，血不归经而发的崩漏。崩漏发生后要尽快就医，根据医嘱进行调理，可以在平时生活中多加预防。

崩漏的穴位疗法

血瘀型崩漏最好用按摩和刮痧疗法，右面这几个穴位可重点刺激。

3种
穴位疗法
简单方便实用，每日坚持会有很好的疗效。

按摩三阴交穴、隐白穴、血海穴

三阴交穴、隐白穴、血海穴有行气止痛、调经统血的功效。按摩时每个穴位用拇指指腹按揉3~5分钟，以皮肤产生酸、麻、胀感为佳。

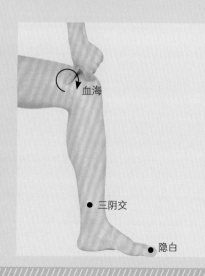

血海

三阴交

隐白

家用养生

活血化瘀、止血调经

血瘀型崩漏应以活血化瘀、止血调经为治疗原则，可用当归、红花等制成药膳，代表食疗方有红花当归鸡蛋汤。

红花当归鸡蛋汤

当归、红花各 10 克，丹参 15 克，鸡蛋 2 个。将 3 味药熬煮、去渣、取汤，再在汤中打入鸡蛋煮熟即可。

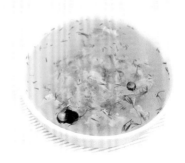

注意事项：崩漏者要少吃伤气、凉血的食物，还要多补充营养。

刮痧合谷穴、太冲穴、关元穴

合谷穴、太冲穴、关元穴有疏肝理气、补中益气的作用。刮痧时每个穴位用面刮法刮拭 3~5 分钟，以皮肤出痧为宜。

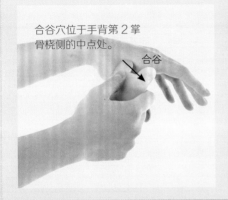

合谷穴位于手背第 2 掌骨桡侧的中点处。

合谷

按摩膈俞穴、肝俞穴

按摩膈俞穴、肝俞穴有疏肝利胆、活血通脉的作用。按摩时每个穴位用指腹按揉 3~5 分钟，以皮肤产生酸、麻、胀感为佳。

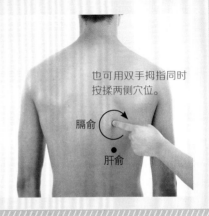

也可用双手拇指同时按揉两侧穴位。

膈俞

肝俞

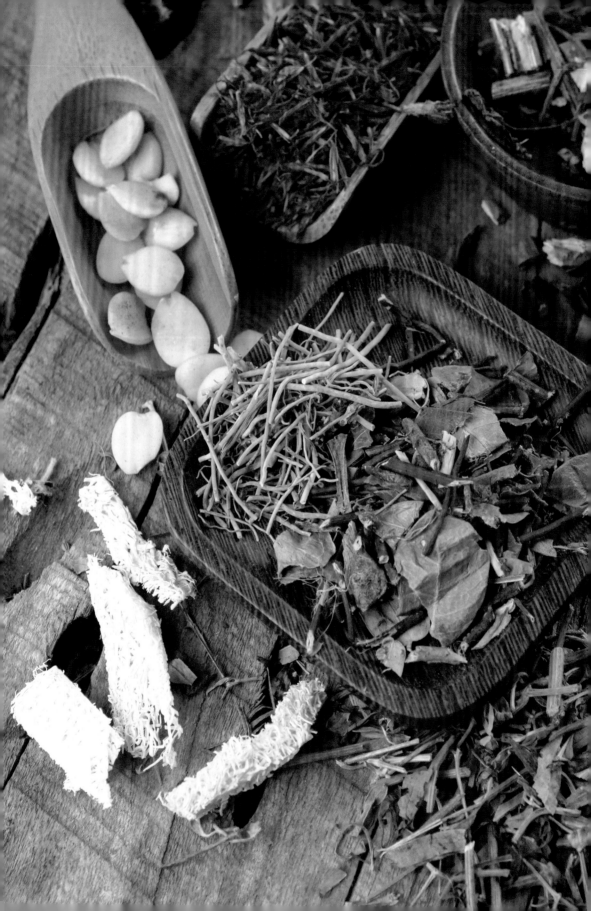

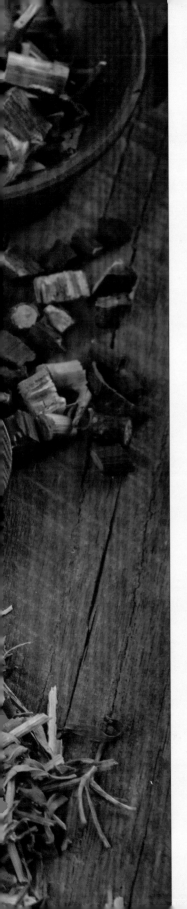

第9章

常见混合体质，
综合调理有良方

现代人精神压力大，饮食、生活作息经常不规律，很多人的身体处于亚健康状态，如阳虚体质、气虚体质，身体素质较差的，会多种症状同时出现，如气虚兼血瘀、阳虚兼痰湿等，出现混合体质的症状后，要分析根本原因再下药，否则就是做无用功。那混合体质都有哪些呢？又该怎么调理呢？一起来看看本章的内容吧！

阳虚兼痰湿，温阳化痰是关键

阳虚导致体内水液运化障碍，凝结成痰，与体内湿气互结，形成痰湿。痰湿阻滞日久，会影响脾胃运化，阻碍阳气生发，加重阳虚，形成恶性循环，从而导致阳虚痰湿症状兼杂存在。脾肾阳虚，体内环境偏寒，湿气重，容易出现寒湿症状，如皮肤发黑、暗黄，腹胀，泄泻，身体沉重，四肢无力等症状。此种混合体质的调理要以恢复阳气、化痰祛湿、调养脾胃为原则。

多吃薏苡仁、赤小豆、生姜等，祛湿又补阳

阳虚与痰湿同时存在时，平常要少吃生冷，少食肥腻，以免耗伤阳气，阻碍痰湿运化。平时要注重平衡膳食，适量摄取肉类，以充养肾气，升发阳气，比如狗肉、羊肉、牛肉等。还要摄取祛湿食物，如茯苓、赤小豆、薏苡仁等。祛湿的同时还要强健脾胃的功能，可选择山药、莲子、龙眼肉等健脾胃。

山药薏苡仁粥	当归生姜羊肉汤
健脾益气	补虚散寒

原料： 山药 60 克，薏苡仁 50 克。

做法： ①山药去皮，洗净，切块；薏苡仁提前浸泡 6~8 小时洗净。②将薏苡仁和适量水放入锅中，大火煮沸后转小火煮至半熟，再加入山药同煮至粥熟烂即可。

原料： 当归 9 克，生姜 15 克，羊肉 50 克，葱、盐各适量。

做法： ①生姜洗净，切片；葱洗净切段；当归洗净；羊肉洗净，切块，入沸水中汆去血水。②将当归与姜片、羊肉块放进砂锅，加入适量水，大火煮开后转小火煮 1 小时左右，再加入葱段、盐略煮片刻即可食用。

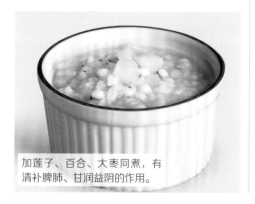

加莲子、百合、大枣同煮，有清补脾肺、甘润益阴的作用。

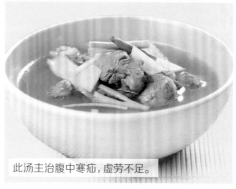

此汤主治腹中寒疝，虚劳不足。

经常艾灸关元穴、足三里穴等，祛湿化痰补阳气

足三里穴是人体长寿保健大穴，是人体自带的天然营养补品，可以调理和治疗来自五脏六腑的各种疾病，经常按摩或艾灸此穴，能够起到很好的补中益气、健脾和胃、疏通经络、匡扶正气的作用。

关元穴的元是指元气，是万物生长的根本。关元就是元阴、元阳出入的地方。元气充足，人体才能更加强健。经常艾灸关元穴，可以起到很好的固本培元、补益下焦的作用，对于肾气不足导致的阳气不足，具有很好的补益作用。

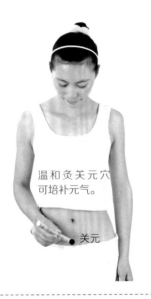

温和灸关元穴
可培补元气。

关元

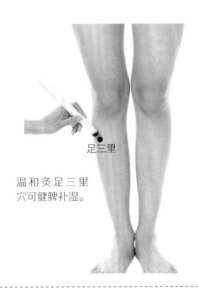

足三里

温和灸足三里
穴可健脾补湿。

六君子汤，健脾祛湿的良药

阳虚导致脾胃虚弱，无力运化水湿，又间接阻碍了阳气的升发，所以中药调理时可以选择六君子汤来益气健脾、燥湿化痰。六君子汤是由人参、白术、茯苓、甘草、陈皮、半夏6种中药煎熬制成。同时可用金匮肾气丸来温补肾阳、化气行水。

多参加户外运动，补充阳气

阳虚兼痰湿体质的人在生活中要顺时养生，注意四季怡养心神，还需进行适当的运动调养，因为动则升阳。可做一些振奋阳气的锻炼方法，比如跑步、跳绳、练武术等，练到微微出汗，体内湿气就会从毛孔中跑出来，起到祛湿的效果。还要注意季节交替变化时，进行户外运动要适当增添衣物。春冬季节天亮较晚，晨练不宜过早。

阴虚兼湿热，需要滋阴清热

　　阴虚，体内水少了就容易生热，若体内再有湿气，就会生成阴虚兼湿热体质。头晕、心烦多梦、食欲缺乏、面色油腻、口苦口臭、口干咽燥、性情急躁、排便不爽等都是这种混合体质表现出来的的症状。此种混合体质的人往往身体素质比常人更差一些，因为新陈代谢较差，易造成身体内分泌紊乱。调理时要以滋阴清热为第一要义。

常喝陈皮粥、藿香粥，可清热除湿

　　陈皮、藿香都是理气、健脾、祛湿的实用中药，不仅可以和别的药组成药方来对症治病，还可以加入饮食中做成药膳来进行日常调理。患者同时也要少碰烟酒，尽量不喝冷饮，适度饮水，避免引起痰湿。

陈皮粥

燥湿化痰

原料：陈皮 10 克，大米 100 克，枸杞子适量。

做法：①陈皮择净切小块；大米淘洗干净。②将陈皮、大米和枸杞子一起放入锅中加适量水，熬煮为稀粥即可。

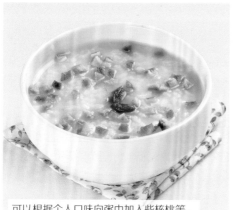

可以根据个人口味向粥中加入些核桃等。

藿香粥

解表化湿

原料：鲜藿香 30 克，大米 100 克。

做法：①鲜藿香、大米分别洗净。②将两者一同放入锅中，加适量水煮成粥即可。

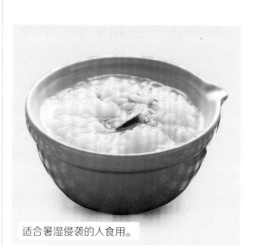

适合暑湿侵袭的人食用。

疏通脾经、三阴交穴，让体内不再热

脾的运化功能失调会引起脾经气血失调，从而引发脾胃疾病，所以疏通脾经显得尤为重要。足太阴脾经的循行部位起于足大趾内侧端的隐白穴，沿小腿内侧正中线上行，进入腹部，属脾，络胃。刺激脾经的正确方向是自隐白穴起，沿脾经向上刺激。敲打脾经时，手握空拳，用掌指关节端由上至下一路拍下来，力度适中，大腿部位可稍用力。两条腿都要敲，每侧 10 分钟为宜，最佳敲打时间是上午 9~11 点，即气血流注脾经之时。遇到比较酸痛或感到不畅快的结节部位，重点按揉一下。

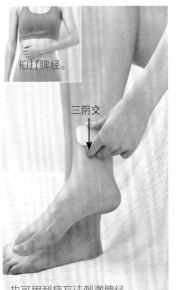

拍打脾经。

三阴交

也可用刮痧方法刺激脾经。

三阴交穴归属足太阴脾经，意指足太阴脾经、足少阴肾经、足厥阴肝经三条经脉的气血物质交汇于此，既可健脾益血，也可调肝补肾，亦有安神之效，还能调治脾胃虚弱、消化不良、腹胀、腹泻等。

大补阴丸，滋阴清热

阴虚兼湿热体质，体内又虚又有火，可以选择滋阴降火的药物进行治疗，如大补阴丸。大补阴丸是由熟地黄、盐知母、盐黄柏、醋龟甲、猪脊髓、蜂蜜组成的深棕黑色的水蜜丸，或黑褐色的大蜜丸。方中熟地黄、龟甲补肾滋阴，阴复则火自降；黄柏、知母苦寒泻火，火降则阴可保；猪脊髓与蜂蜜均属血肉之品，能填精益髓，保阴生津。诸药合用，共收滋阴降火之效。

舒缓运动，平和心志，排湿热

此种混合体质的人因为内分泌紊乱，所以脸上容易长痘痘，生活上要保持良好的习惯，早睡早起，室内经常通风换气，避免湿气外入。平时要多参加活动，多出汗，这样既能疏通毛孔排湿排毒，还能健脾，帮助排湿。但不可以运动到大汗淋漓，否则会更加伤阴，导致阴虚加重。

情绪长期郁结，也会促生内火，导致湿热无法疏泄，所以应多注意静心养神，保持心情舒畅，这样有利于肝胆的疏泄，减少湿热的产生，促进身体的恢复。工作和生活可以提前计划，然后有条不紊地进行，以减少焦虑情绪的产生。工作压力大时，要学会劳逸结合，适当放松身心。

气虚兼血瘀，畅通气血不瘀阻

气虚血瘀属虚中夹实，以气虚与血瘀证候同时并见为特点。由于各种原因导致脏腑气机衰减，气虚运血无力，血行不畅而瘀滞。症状有面色淡白、身倦乏力、少气懒言、疼痛如刺、拒按不移、面色晦滞、形体消瘦等。调理时要以补气活血为原则。

常食山药、大枣、山楂等，健脾补气可化瘀

气虚血瘀者可以摄取一些补气、活血化瘀的食物，补气的食物有大枣、花生、鱼肉、鸡肉、牛肉、山药、葡萄等；活血化瘀的食物有山楂、黑木耳、洋葱、西红柿、葡萄柚、红糖、玫瑰花等。

山楂玫瑰花茶

行气化瘀

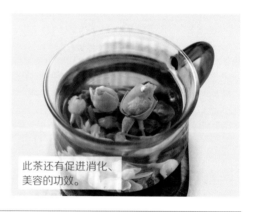

原料： 干山楂果、干玫瑰花各 10 克。

做法： 将干山楂果和干玫瑰花放入杯中，用开水闷泡 5 分钟即可饮用。

此茶还有促进消化、美容的功效。

刺激阳陵泉穴、神阙穴等，活血止痛气通畅

阳陵泉穴在小腿外侧，腓骨头前下方凹陷中。它的主治范围很广，包括胆腑病证、筋的病证和经脉通络上的病证，所以气虚兼血瘀者可以刺激阳陵泉穴来通经活络、疏肝解郁，缓解血瘀带来的各种疼痛。

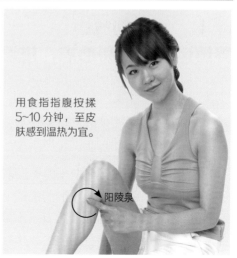

用食指指腹按揉 5~10 分钟，至皮肤感到温热为宜。

阳陵泉

神阙穴就是肚脐,处于人身阴阳相交的地方,诸气会聚之处。古人有"脐为五脏六腑之本""元气归脏之根"的说法。刺激神阙穴可以起到益气养血、调和脾胃、固本培元的作用,也是日常养生保健的常用穴位之一。刺激神阙穴的方法有按摩和艾灸,艾灸时身体平躺,采用隔姜灸。按摩时可把双手手掌提前搓热,然后在穴位上缓慢地朝一个方向按摩。

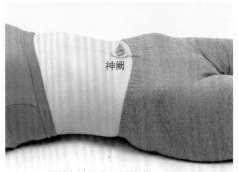

隔姜灸神阙穴可以补虚。

血府逐瘀汤,活血祛瘀、行气止痛

气虚兼血瘀者可以吃一些补气、活血化瘀的药物来调理身体。补气的药物主要有黄芪、党参、西洋参、太子参、红参、白术、大枣等。活血化瘀的药物有桃仁、红花、当归、川芎、三棱、莪术等。把补气和活血药结合起来,就能够对症调理这种混合体质。常用的中药方剂有血府逐瘀汤,或补中益气丸合桃红四物汤,或黄芪桂枝五物汤。

全身运动,助气运行

气虚者一般无力做运动,因此不可以做剧烈运动,可以选择早晨或傍晚天气好时适当散步或做舒展运动,如八段锦、太极拳等,来畅通气血,还有助于化瘀,一年四季要顺时而为。

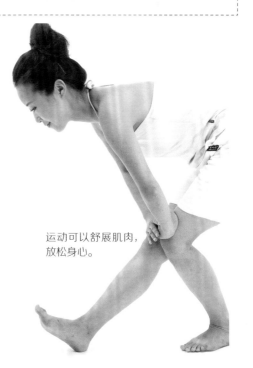

运动可以舒展肌肉,放松身心。

气虚又血虚，气血双补是关键

气血是生命的能源，气血充足，生命才有活力。若气血亏虚，则脏腑经络、形体官窍失之濡养，身体的各种机能失之推动及调节，各种疾病就会随之而来。气血两虚的症状有头晕、乏力、心悸、失眠、气短、面色淡白或萎黄等。气血两虚，多因久病消耗，气血两伤所致；或先有失血，气随血耗；或先因气虚，血化障碍而日渐衰少，从而形成气血两虚。

多吃大枣、龙眼肉等，补气又补血

补养气血，以食补为主。因为气血生化的源头是脾胃，脾胃通过消化食物为人体提供营养，再通过脏腑的作用化生为血液，以维持机体生长发育，补充身体活动所需，所以健脾养胃、补气血成为食补的重点。补气养血的食物有黑米、黑芝麻、樱桃、大枣、龙眼肉、山药、莲藕、胡萝卜、乌鸡、牛肉等。

黑米银耳大枣粥

滋阴补血

原料： 黑米 100 克，银耳 10 克，大枣 5 颗。

做法： ①黑米洗净；银耳泡发撕小块；大枣洗净，去核，切小块。②将三者一同放入锅中，加水煮成粥即可。

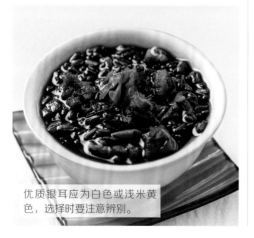

优质银耳应为白色或浅米黄色，选择时要注意辨别。

银耳樱桃粥

益气健脾

原料： 银耳 20 克，樱桃 30 克，大米 80 克。

做法： ①银耳泡发，去蒂洗净；樱桃洗净，去核；大米洗净。②将大米放入锅中，加水煮粥，待粥快熟时，放入银耳和樱桃，煮至熟烂即可。

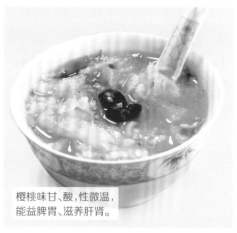

樱桃味甘、酸，性微温，能益脾胃、滋养肝肾。

按摩、艾灸三阴交穴、足三里穴，让气血活起来

足三里穴属于足阳明胃经，主治脾胃疾病，经常按摩、艾灸刺激可以强健脾胃功能。三阴交穴，意指三条阴经中气血物质在本穴交会，故刺激此穴可以起到很好的调理气血的作用。此外，此穴还有"妇科三阴交"的别称，对妇科疾病甚有疗效。

艾灸足三里穴

艾灸足三里穴有健脾和胃、扶正培元的作用。艾灸时用艾条温和灸 10~15 分钟，以皮肤产生温热感为宜。

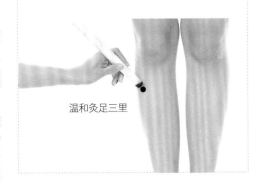

温和灸足三里

艾灸三阴交穴

艾灸三阴交穴有补肝益肾、健脾益血、行气活血等功效。艾灸时用艾条温和灸 10~15 分钟，以局部有温热感为宜。

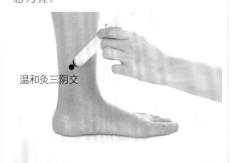

温和灸三阴交

八珍汤，女人的补血汤

气血两虚者可以进食一些补气补血的药材，如大枣、莲子、山药、核桃、当归、党参、何首乌、枸杞子等中药材，也可以把这些药材添加在日常所喝的汤或粥中做成药膳。中医有治疗气血两虚的方剂，如八珍汤、归脾汤等，可以很好地补气养血。

八珍汤别名八珍散，为补益剂，主治气血两虚证，是以人参、白术、白茯苓、当归、川芎、白芍药、熟地黄、甘草为原料，加生姜、大枣同煮，去渣取汁制成。

注意生活起居的调养

气血两虚可能由不良饮食、生活习惯造成，比如熬夜、喜食寒凉食物、久坐不动等，或由于久病消耗，气血两伤造成。所以，在生活中要注意良好习惯的养成，早睡早起，保持每晚 11 点之前入睡；饮食均衡，少吃肥甘厚腻、烧烤、油炸等食品；还要多做运动，因为运动能让气血活起来，促进新陈代谢，可以选择瑜伽、游泳、健身操等循序渐进地进行。

体质又虚又寒，补虚祛寒不生病

体寒分为内寒和外寒，和体虚有关的就是内寒了。体虚有阳虚、阴虚、气虚、血虚等，而能导致寒气内生的有阳虚、气虚、血虚。阳虚就会使身体手脚冰凉，越来越怕冷。气血两虚会使体内气血动力不足，运行不畅，不能濡养全身，人就会出现面色苍白、反复感冒、疲劳虚弱等症状，无法抵抗外界的寒冷，身体也会受寒。

常食山药大枣粥，健脾补虚又祛寒

调整饮食，多吃一些温热、软和的食物，对于升发阳气，补充气血，改善体寒是很有必要的。牛肉、羊肉、大枣、龙眼肉等温热性食物可以温中助阳、补虚祛寒，软和的食物有利于养护脾胃，促进气血的化生。

山药大枣粥

健脾补气

原料： 山药 30 克，大枣 5 颗，大米 60 克，冰糖适量。

做法： ①山药去皮，洗净，切块；大枣洗净，去核；大米淘洗干净。②将三者一同放入锅中加适量水，大火烧开后转小火煮 20~30 分钟，最后加冰糖略煮调味即可。

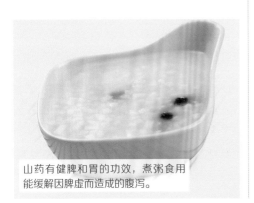

山药有健脾和胃的功效，煮粥食用能缓解因脾虚而造成的腹泻。

黄芪枳壳煲带鱼汤

和中开胃

原料： 黄芪 50 克，炒枳壳 15 克，带鱼 500 克，姜、葱、油、料酒、盐各适量。

做法： ①黄芪、炒枳壳切碎，放入纱袋扎紧袋口；带鱼洗净切段；姜切片；葱切段。②带鱼略煎，放入姜片、葱段、料酒和适量清水，再放入纱袋，大火煮沸后转小火煲 30 分钟，加盐调味即成。

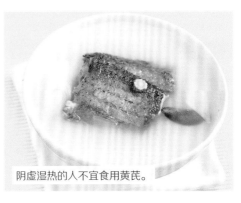

阴虚湿热的人不宜食用黄芪。

艾灸大椎穴、合谷穴，可祛风散寒

刺激大椎穴能激发阳气，通行全身。阳气激发，温煦身体，就能克制体内的阴寒。对各种虚寒证，比如肩颈僵硬、风寒感冒、鼻炎、咳嗽等都有很好的调理效果。

合谷穴属手阳明大肠经原穴，手阳明大肠经与足阳明胃经相接，因此刺激合谷穴能调经气，治疗胃腑和胃肠道方面的疾病。合谷穴经气旺盛，止痛效果好，是我们身体上的"止痛片"，几乎一切痛证都可以找合谷穴来解决，日常可艾灸或用大拇指掐按这个穴位来止痛。刺激合谷穴，还能通经活络、畅通气血。

艾灸大椎穴

艾灸大椎穴有清热息风、止咳平喘的功效。艾灸时用艾条温和灸 10~15 分钟，以局部皮肤产生温热感为宜。

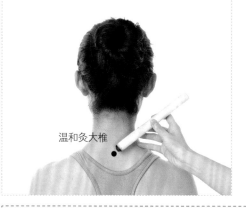

温和灸大椎

艾灸合谷穴

艾灸合谷穴，能贯通气血，促使阳气升发，扶正祛邪，增强人体免疫力。用艾条温和灸合谷穴 10~15 分钟，以局部皮肤产生温热感为宜。

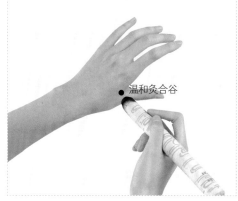

温和灸合谷

四君子汤加干姜、附子，补气又祛寒

四君子汤具有益气健脾之功效，主治脾胃气虚证。由人参、白术、茯苓各 9 克，甘草 6 克组成，一般水煎服用。若畏寒肢冷、脘腹疼痛者，加干姜、附子（需先煎半小时以上）以温中祛寒。

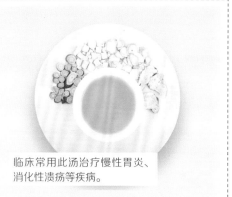

临床常用此汤治疗慢性胃炎、消化性溃疡等疾病。

痰湿容易化热，健脾化痰兼清热

体内阳气过盛，内环境偏热，脾虚导致水湿聚集体内，久而久之"从阳化热"，形成湿热体质。身重体乏、容易焦躁、皮肤油腻、体味重、舌质红、舌苔黄腻、口苦、口臭是湿热体质的症状表现。

常吃绿豆、薏苡仁、茯苓，化痰兼清热

湿热体质者要少吃甜食或辛辣刺激的食物，戒烟忌酒，少吃滋补药食和油炸、煎烤、烟熏、腌制类食物。可以吃绿豆、赤小豆、薏苡仁、苦瓜、丝瓜、芹菜、海带、瘦肉、鱼肉、梨、西瓜、柿子等，不宜吃韭菜、辣椒、生姜、腌菜、肥肉、羊肉、狗肉、燕窝、荔枝、龙眼肉、大枣等。

绿豆菜心粥	草豆蔻陈皮鲫鱼汤
清热除烦	化湿醒脾

绿豆菜心粥

原料： 绿豆 80 克，大米 100 克，白菜心 3 个，盐适量。

做法： ①绿豆洗净，浸泡 6 小时；大米洗净；白菜心洗净，切段。②锅中放入大米、绿豆和适量水，大火煮沸后改小火熬煮至熟，加白菜心、盐略煮即可。

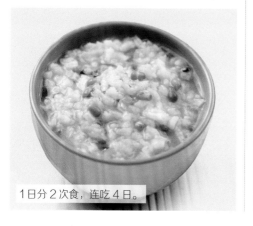

1日分2次食，连吃4日。

草豆蔻陈皮鲫鱼汤

原料： 鲫鱼 1 条，草豆蔻 6 克，陈皮 5 克，姜、料酒、盐各适量。

做法： ①鲫鱼洗净，切块；草豆蔻、陈皮分别洗净；姜洗净，切片。②将上述材料放入砂锅中，加入适量水和姜、料酒，大火煮沸转小火煲 30 分钟，加盐调味即可。

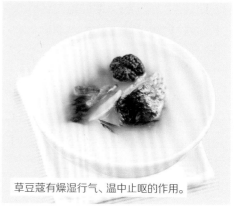

草豆蔻有燥湿行气、温中止呕的作用。

刮痧曲池穴、拔罐阴陵泉穴，可清热除湿

曲池穴属于手阳明大肠经之合穴，大肠经与肺经相表里，肺主皮毛。此穴位于肘部，乃经气运行之大关，能通上达下，通里达表，既可清外在之风热，又能泻内在之火邪，是表里双清之要穴。阴陵泉穴是脾经上管理身体水液的穴位，是人体重要的排湿大穴，经常刺激阴陵泉穴，能够快速地祛除体内的脾湿，从而治疗因体内湿气过重所导致的诸多病症。

刮痧曲池穴

曲池穴有清热和营、理气和胃、降逆活络的功效。刮痧时用面刮法刮拭3~5分钟，以皮肤出痧为宜。

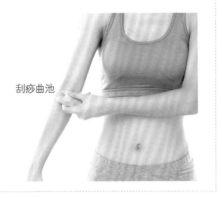

刮痧曲池

拔罐阴陵泉穴

阴陵泉穴具有清利湿热、健脾益肾的功效。拔罐时选择大小合适的火罐留罐10~15分钟，以皮肤出现潮红为宜。

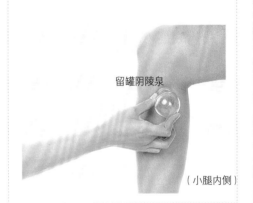

留罐阴陵泉

（小腿内侧）

甘露消毒丹，利湿化浊

甘露消毒丹为祛湿剂，具有利湿化浊、清热解毒之功效，由飞滑石450克，淡黄芩300克，绵茵陈330克，石菖蒲180克，川贝母、木通各150克，藿香、连翘、白蔻仁、薄荷、射干各120克组成，水煎服；也可制成散剂或丸剂服用。

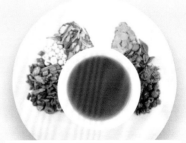

临床常用于治疗肠伤寒、急性胃肠炎、胆囊炎等病。

身体上热下寒，需要引火下行

　　上热下寒属寒热错杂表现之一，简单来说就是又上火又怕冷，具体的上热表现为反复发作口腔溃疡、牙龈肿痛、咽喉痛、青春痘、入睡困难、易失眠、虚不受补，一补就上火；下寒表现为小肚子凉、痛经、饮食耐温不耐寒、下肢常感到发凉等。男性会有夜尿多的表现，女性则有宫寒、痛经的表现。那究其原因到底是什么呢？本质上是胃气不降、脾气不升、肾气不藏，也就是脾肾阳虚，阳浮于上，不能温煦下身。

少吃寒凉食物，多吃补肾益阳之品

　　调理上热下寒最好的办法就是引火下行、引水上移。水向上需要肝气的升发，所以人要保持心情舒畅、少熬夜，或多吃一些补肝疏肝的食物，这样肾水才能上济心火；火向下移需要借肺胃之气的下降力量，因此饮食调理此种体质可以选择一些健脾益胃、疏肝理气、补肾壮阳之品。

山药煲羊肉汤

行气健脾

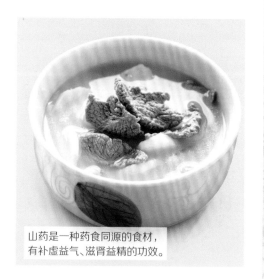

山药是一种药食同源的食材，有补虚益气、滋肾益精的功效。

原料： 山药50克，羊肉500克，胡椒粉、料酒、葱白、姜、盐各适量。

做法： ①羊肉切片，用开水余3分钟，捞出洗净；山药去皮，切块；葱白切段；姜切片。②将羊肉片、葱段和姜片放入砂锅中，加适量水和料酒，大火煮沸转小火煲30分钟，再加山药块煮20分钟，加盐和胡椒粉调味即可。

麻黄升麻汤，主治肺热脾寒证

　　麻黄升麻汤，具有发越郁阳，清上温下之功效。此方原料有麻黄7.5克（去节），升麻、当归各3.5克，知母、黄芩各2.5克，萎蕤（一作菖蒲）、石膏（碎，绵裹）各3克，芍药、天冬（去心）、桂枝（去皮）、茯苓、甘草（炙）、白术、干姜各2克。用水2升，先煮麻黄一二沸，去上沫，入余药，煮取600毫升，去滓，分3次温服，每次相隔1~2小时。

艾灸涌泉穴、气海穴等，补充阳气

上热下寒与阳虚有关，所以调理时需补阳，补阳比较好的办法是艾灸，故选择一些能够补充阳气的穴位进行艾灸，可以起到很好的效果。可以多灸下肢的脾经、肾经，把下肢的阳气补足，再灸上边；也可以先灸腹部的中脘穴、关元穴、气海穴，让气下行，再灸下肢的三阴交穴、足三里穴、涌泉穴。

艾灸涌泉穴

涌泉穴有补脾益气、疏肝理气的作用。艾灸时用艾条温和灸 10~15 分钟，以局部皮肤产生温热感为宜。

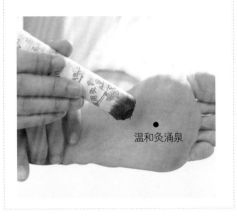

温和灸涌泉

艾灸气海穴

气海穴有补中益气、涩精止遗的作用。艾灸时用艾条温和灸 10~15 分钟，以局部皮肤产生温热感为宜。

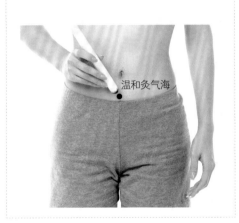

温和灸气海

泡脚时加点艾叶，促进血液循环

对上热下寒体质的调理第一要义是补阳，而且是补中焦、下肢的阳气，所以可以睡前用艾叶泡脚，促进气血循环，缓解手脚冰凉；也可以把艾绒贴贴在肚脐神阙穴上，让艾灸的"纯阳之火"温暖中焦寒气，温补肾阳。

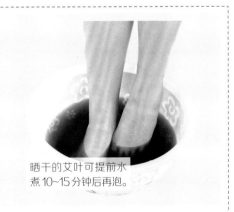

晒干的艾叶可提前水煮 10~15 分钟后再泡。

图书在版编目（CIP）数据

赶走虚寒湿热瘀 / 武建设主编 . -- 南京：江苏凤凰科学技术出版社，2020.9
（汉竹·健康爱家系列）
ISBN 978-7-5713-1094-3

Ⅰ . ①赶… Ⅱ . ①武… Ⅲ . ①养生（中医）—基本知识 Ⅳ . ① R212

中国版本图书馆 CIP 数据核字 (2020) 第 064121 号

凤凰汉竹

中国健康生活图书实力品牌

赶走虚寒湿热瘀

主 编	武建设
编 著	汉竹
责 任 编 辑	刘玉锋
特 邀 编 辑	张 瑜　蒋静丽　张 冉
责 任 校 对	杜秋宁
责 任 监 制	刘文洋

出 版 发 行	江苏凤凰科学技术出版社
出 版 社 地 址	南京市湖南路 1 号 A 楼，邮编：210009
出 版 社 网 址	http://www.pspress.cn
印 刷	合肥精艺印刷有限公司

开 本	720 mm×1 000 mm　1/16
印 张	13
字 数	260 000
版 次	2020 年 9 月第 1 版
印 次	2020 年 9 月第 1 次印刷

标 准 书 号	ISBN 978-7-5713-1094-3
定 价	39.80 元（附赠：体质讲解视频）

图书如有印装质量问题，可向我社出版科调换。